Evidence Girl

エビデンスガール

EBM愛が患者を救う！

Nobumasa Takagaki
著 髙垣 伸匡
のぶまさクリニック院長

じほう

はじめに

/////////////////////

　1997年春。私は研修医として働き始めました。

　最初に担当医となったのは終末期のがん患者さんでした。その人はすでに意識がなく、24時間の酸素投与と持続点滴で、モニターがついています。実際の主治医は先輩医師で、私はカルテを読んで患者さんを見つめるだけでした。

　ある日、主治医の先輩から「高垣くん。キミは黙ってカルテと患者さんばっかり見ているけど、質問はないのか？」と言われて、はたと困りました。し、質問ですか？

　朝から夜までカルテを見ては患者さんのそばにいたので、何の薬剤が投与されて、バイタルはどういう状態なのかは知っています。悲しい予後も理解していました。原疾患や採血データなど、いろいろ患者さんのことを思い返しますが、何にも浮かびません。

　困りに困って絞り出した質問は、
「えーっと……。こ、この患者さんは、どうですか？」でした。
「そんな質問されても意味ないやろ〜」
と爆笑する先輩。わかっています、我ながらひどい質問です。その場は失笑に満ちていました。しばらく病棟に戻れません。そして、このサイアクの質問が、私の「疑問を巡る旅」の始まりとなりました。

　研修の数年はひたすら段取りや手順を覚え、知識を増やす日々です。しかし、段取りや単なる知識では患者さんの疑問には答えられません。
「この薬って一生飲まないといけないの？」
「長く薬を飲んでも害はないの？」

　わ、わかりません。当時は医学雑誌やマニュアル本を読むことが多かったのですが、それでは患者さんの質問に解答できず、いつもうろたえながら説明をしていました。

　参加した学会のディスカッションでは、質問だけで場が盛り上がったりしています。できる先輩が患者さんに病状説明をすると、感謝されています。しかし、私が説明すると困った顔をされます。このまま何年頑張って

も，絶対に目指す医師にはなれないという確信すら湧いてきました。

　しかし，成長しないわけにはいきません。医局にあったLancetやNew England Journal of Medicineをやたら読み漁りました。ちょっと背が伸びた気はしますが，今度は論文の読み方がわからない。困ったことに，誰に尋ねてもご存知ないのです。ネット環境がない病院宿舎で必死にパソコンを組んで検索すると，EBMというものがあるようです！

　急いで本を取り寄せて読むと，最初に「疑問の定式化」というステップが出てきました。「あなたの疑問を，PICOを使って検索可能に変換する」というのです。疑問のモヤモヤが，形になって調べることができるなんて！　知らないことは成長への第一歩なんだ！　はやる心でPICOを書いてみたら，確かに何かが違います。「この患者さんはどうですか？」レベルから卒業できるかもしれません。

　それは，すでに研修病院での成長をあきらめて，基礎研究の大学院に逃げ込んだ卒後4年目のことでした。

　あれから，各地のEBMワークショップに喜び勇んで参加したり，論文を読まないといけない立場に追い込むことも兼ねて自前の勉強会を立ち上げたりしてきました。EBM勉強会は約5年にわたり続きましたが，テキストとしてセレクトした論文のPDFは1GBを超え，参加した医学部や薬学部，看護学部の学生は延べ200名以上になりました。さらに神戸薬科大学では，Student CASPワークショップというEBMワークショップを始め，こちらは薬学生が延べ800名以上参加してくれました。

　学生の成長には，いつも度肝を抜かれっぱなしでした。彼らは専門科目をもたないので，あらゆる種類の論文に興味をもち，読み方も徹底的で深いのです。論文を吟味する能力には臨床家も学生も関係なく，徹底的に理解するマインドが大切であることを教えていただきました。

　そんな折，新型コロナの時代がやってきました。ワークショップは軒並み中止，オンラインレクチャーに馴染めずジタバタしていた折に，海老田みやびとEBMの物語を執筆する機会をいただきました。在宅のEBM仕事でありがたくもあり，でも執筆ってどうやったらいいんだ？　という疑問に追われての日々でしたが，何とか18話を書き終えました。

師匠である福岡敏雄先生（現　倉敷中央病院副院長）には，自前の勉強会に来ていただいて以来，知識もさることながら教育者としての志の高さと教育技術に感激しました。どうやったらこれまでの恩を返せるのだろう？　というのがそれから続く疑問ですが，どうも無理そうです。

　神戸薬科大学のワークショップは，私の専門である消化器内科の大先輩，水野成人先生が当時同大学で教授を務めておられたのがご縁となりました。その後，田内義彦先生（現　武庫川女子大学薬学部教授）にバトンタッチされましたが，両教授には全面的にご協力をいただきました。

　そうした先生方，一緒に学んできてくれた後輩の皆様，私の外来に来てくれる患者さんたち，じほうの皆さん，ありがとうございます。

　最後に，臨床の仕事以外にうつつを抜かしている夫を支えてくれる妻に，心からの感謝を捧げます。最大限の忍耐と理解，本当にありがとうございます。

髙垣　伸匡

主な登場人物

海老田みやび
元気な大学生。医療系の学部ではないが，EBMに興味をもち，医療者や医療系の学生たちとEBM勉強会を開いている。プログラミングと筋トレが大好き。

葉室能一
自称，流しのEBM学習者として勉強会に出没する医師。能一→ノー，葉室→ハームで，みんなからはノーハーム（No harm）とよばれている。

サケットくん
みやびが開発したAIアプリ。当初はPICOの生成機能しかなかったが，謎の組織によって改良されて……。

鴨川ユミ
みやびに論文の検索方法を丁寧に教えてくれる。大学の図書館司書と思われたが，正体は……。

Contents

Column!

1 EBMは患者の物語から始まる

◆ 足を引きずって歩く女性

　海老田みやびは筋力トレーニングとプログラミングが大好きな，とある大学の学生。見た目はいまどきだが，大学に入学してから勉強する理由や自分自身を見失い，悩みに悩んだのだった。そのとき，同級生の紹介で医療系学生たちが開催しているEBM勉強会に参加した。勉強会は学部に関係なく参加でき，医学論文を吟味することを学び合う場だった。

　その学びの場にみやびは感動し，以来EBMの勉強会やワークショップに片っ端から参加している。医療系大学の友だちも増え，医師や薬剤師，看護師の知り合いもできて，みやびの人生は勉強会とともに膨らんでいった。彼女自身は医療系の学部ではなく，このことに劣等感もないが，言い出すタイミングを失ってしまい，みんなにはまだ自分の学部をヒミツにしている。

　ある日，みやびはジムから下宿のマンションに帰ってきた。階段を上がると，ジムで追い込んだ大腿四頭筋が震える。筋トレ好きのみやびは身長170cm，すらりと長身で黒髪のみやびが論文をワシづかみに熱く語る姿はワークショップのちょっとした名物であった。筋トレの成果を感じてニヤニヤしながら部屋のドアを開けようとしたとき，向かいの部屋から河原町さんが出てきて目が合った。

「あ。あははは。河原町さん！　こんばんは！」

　ニヤニヤ顔を見られて照れながら挨拶をしたが，河原町さんは「あつつっ……」とつぶやきながら眉間に皺を寄せ，足を引きずりながら部屋からゆっくり出てきた。

　河原町さんは40代くらいの女性で，いつも優しくてみやびのことを可愛がってくれていた。似合いそうだからあげたいの，と服を持ってきてく

1

れたときは，みやびが150cmの河原町さんのサイズを着られずに，二人で大笑いしたこともある。ご近所というか仲の良い姉に近い。

　しかし，そういえば1カ月くらい会っていなかった。みやびはゴミ袋を手にして足を引きずって歩く河原町さんの姿に衝撃を受けていた。

「河原町さん……大丈夫？」

　河原町さんは，みやびを振り返ろうとしてバランスを崩した。みやびが飛びついて腕をつかむ。知らないうちに痩せた河原町さんの上腕骨を服の真下に感じる。ギクギク，ボキボキと関節がきしむ。

「いたたた！　みやびちゃん，あ，ありがとう！　いたたた！」

　河原町さんの悲鳴とお礼が廊下に響いた。

⬢ 患者であることを認めるということ

　みやびはゴミを代わりに出し，河原町さんの部屋を掃除しながら病状を教えてもらった。河原町さんは4〜5年前から，朝起きたときに両手首から指先にかけてこわばりを感じていた。3カ月前から手や膝の関節がひどく痛むようになり病院を受診したところ，採血やX線写真，超音波検査などを受け「関節リウマチ」と診断されたという。

「もう本当にショックで……。私の祖母も母もリウマチだったの」

　河原町さんは病気を受け入れることができず，サプリメントや民間療法の薬を購入して過ごした。しかし痛みは悪化し，最近は発熱もあって体がだるく，食欲もないという。

「祖母も死ぬまで薬を飲んでいたの。リウマチは薬を飲み始めると，ずっと飲まないといけないでしょう？　とにかく薬にだけは頼りたくないの」

　しかし，症状の悪化にやむなく病院を再受診し，いまはロキソプロフェンと胃薬をもらっている。主治医からは生物学的製剤という薬を勧められているが断っているのだという。

「痛み止めを内服しても，すぐ痛みがぶり返してくるのよ。もう歩くのもつらくて，階段は地獄。たぶん近いうちに死んじゃうと思って，遺書まで書いたの……」

　河原町さんの頬は濡れていた。

　みやびは河原町さんと長いこと話をして部屋に戻った。最近の抗リウマチ薬はすごく進化しているとEBM勉強会で習ったことを伝えたときに，河原町さんの顔がぱっと明るくなったのが目に浮かぶ。みやびは河原町さんのために，リウマチに関する医療情報を調べることにした。

● だからPICOを作ってみた

　ノートパソコンの前に座って検索に取りかかると，多くの情報を得ることができた。免疫抑制薬のメトトレキサートのことや，生物学的製剤などの新薬が多数登場していることがわかってきた。
「うーん。でも，これ聞いたからって河原町さんが治療を受けるかな……」
　河原町さんが治療を嫌がることと，リウマチの治療が日進月歩で進化していることは，なぜか関係ない気がした。しかし，あれこれ考えるうちに何が問題なのかわからなくなってくる……。
　そこでみやびは，PICOを立ててみることにした（表1）。勉強会ではPICOをとにかくたくさん立てるよう教えられている。患者さんの物語を俳句のように一瞬を切り取る技術で，慣れたら相手の話を聞くだけで自動的にPICOが浮かんでくると誰かが言っていた。
「ほんとっかな～？」とみやびはつぶやいて，メモに書き出してみた。

表1　PICOの骨格

- **対象**（**P**atients/**P**articipants）：誰に？
- **介入**（**I**ntervention）：何をすると？
- **比較対照**（**C**omparison）：何（介入がないか，別の介入がある場合）と比べて？
- **アウトカム**（**O**utcome）：どうなるか？

　例　P：睡眠薬を服用中の入院患者に
　　　I：睡眠薬の処方をやめると
　　　C：睡眠薬を続ける場合と比べて
　　　O：入院中の転倒・転落は減るか？

PECOの場合，Eは要因（Exposure）を表す。「何があると？」

> P（Patient 患者）：関節リウマチの患者，河原町さん
> I（Intervention 介入）：生物学的製剤を使う
> C（Comparison 比較対照）：従来の抗リウマチ薬を使う
> O（Outcome アウトカム）：痛みの改善

　書いたPICOを眺めて，【P】河原町さんの横に「薬飲みたくない！」と書き足してみた。
「あ，らしくなった……」
　もっと簡単に考えていいのかなと，どんどんPICOに書き足していく。

> P：関節リウマチの患者，河原町さん＝薬飲みたくない！　私は病気じゃない！　おばあちゃんとは違うの！
> I：生物学的製剤を使う
> C：従来の抗リウマチ薬を使うか，全然薬を使わない！
> O：痛みの改善，発熱の解消，薬を将来やめられるか，河原町さんの満足度

　みやびはPICOをじっと眺めて，【O】の最後に「幸せ」と書き足した。
「河原町さんのPICOだから，河原町さんの幸せをアウトカムにしてもいいんだ！」と気づく。ああ見えて結構わがままだからな〜と，みやびの作業はニコニコと続けられた。
　こうしてPICOを立ててみると，「リウマチの症状が薬で改善することで幸せになれるなら，河原町さんは思い直して薬を飲むんじゃないか？」とみやびは気づいた。PICOで患者さんの意向と，介入と，アウトカムがうまく交わったのだ。

●PubMedで引っかかった論文

　みやびはいろいろなPICOが書かれたメモを片手にパソコンの前に座った。父親にねだりまくって，高いゲーミングパソコンを買ってもらったのだ。最近，使ってなかったなぁ……。「とっつぁん，すまね〜」とアニメを真似てつぶやきながらPubMed検索を始めた。紆余曲折の末に，一本

の論文を選ぶ。

> Hazlewood GS, et al：Methotrexate monotherapy and methotrexate combination therapy with traditional and biologic disease modifying antirheumatic drugs for rheumatoid arthritis：abridged Cochrane systematic review and network meta-analysis. BMJ, 353：i1777, 2016（PMID：27102806）

みやびは早速ダウンロードしたPDFを開いた。「あ，これネットワークメタアナリシスじゃん。読めるかなぁ」みやびは英語に苦心しながら，この論文が何を確かめようとしているのかPICOでまとめてみた[a]。PICOは文献にも適用できるのだ。

P：18歳以上のリウマチ患者。1958年，1987年，2010年のいずれかの診断基準に準じて診断されている

Ｉ：①メトトレキサート（MTX）単独投与群，②MTX＋従来型合成抗リウマチ薬併用群，③MTX＋生物学的製剤（またはJAK阻害薬トファシチニブ）併用群

Ｃ：ネットワークメタアナリシスの場合，各群を同時に比較できる

Ｏ：American College of Rheumatology（ACR）50による改善度

この論文の結論は，②MTX＋従来型合成抗リウマチ薬の3剤併用群（MTX＋サラゾスルファピリジン＋ヒドロキシクロロキン）と，③MTX＋生物学的製剤併用群は疾患活動性を同程度コントロールし，忍容性も両群とも良好というものだった。

みやびは頭をひねってみたが，「とりあえず痛いのを治してから考えるしかないわ。河原町さんを病院に引きずってでも連れて行こう！」と決めた。医療情報を使って患者さんのためになりたい……という気持ちが，みやびのなかにキラキラと芽生えていた。勉強が自分のためではなく人の健康のために役立つのは初めての体験だが，胸が温かくなるのを感じた。

---

a) ネットワークメタアナリシスは近年開発された手法。例えば薬剤ＡとＢを比較する論文と，ＢとＣを比較する論文がそれぞれあるが，ＡとＣを比較した研究がない場合，ネットワークメタアナリシスでは2本の論文を通じてＢに対するＡとＣの効果を比較することで，実際には存在しないＡとＣの比較を間接的に行う。

● 河原町さんへの説得

　翌日，彼女は調べたことを身振り手振りで河原町さんに説明した。リウマチの治療は河原町さんのお母さんやおばあさんが受けていたような，痛み止めやステロイドなど炎症を抑えるだけの薬から格段に進歩していることを自分なりに伝えた。河原町さんは「調べてくれたことが嬉しい」「勇気を出して受診してみる！」と喜んでくれ，明日早速病院に行くと言ってくれた。

　数週間後，みやびの部屋に河原町さんがやってきて，MTXと生物学的製剤を使いはじめ，ウソのように症状が改善したことを報告してくれた。みやびも自分のことのように嬉しかった。

＊

　その数カ月後のことである。みやびが大学に遅刻しそうになり走っていると，河原町さんを見かけた。妙なことに，また痛そうに歩いている。

　その日の夜，マンションに帰ってから河原町さんの部屋を訪れてみた。症状について尋ねると河原町さんから意外な返事があった。

「最近は治療を受けてないの。だって，お金がすごくかかるのよ。痛くって仕事ができていなかったから，収入も減っていてねぇ……。痛いの我慢してるの！」

（ち，治療止めちゃったの？　あんなに効果があったのに……）みやびは河原町さんが医療費を理由に治療をやめていることに驚いた。そんな問題があるとは知らなかったのだった。

教えてノーハーム先生！

　皆さん，はじめまして！　私は葉室能一（はむろよしかず），自称「流しのEBM学習者」です。名前にちなんで，みんなからはノーハーム（No harm）とよばれています。

　EBMを実践するとき，患者さんの物語・シナリオに出会ったら，疑問を感じること，そして逃がさないことが大切です。隣人の関節痛なんて見て見ぬふり——これでは医療物語（ナラティブ）は始まりません。いつで

もどこでも，どんなストーリーでも，貪欲に吸収しましょう。

　そして物語を取り込んだら，自分の内に生じる「疑問」を見つけましょう。例えば，

- 河原町さんの関節リウマチの診断は正しいのだろうか？
- 検査のデータを知ることはできるのだろうか？
- 現在は何を内服しているのだろう？　効果のあるサプリメントなんてあるのだろうか？
- 生物学的製剤は何を勧められたのだろう？
- 河原町さんを介助する人はいるのだろうか？

　疑問なんて無視したほうが仕事もはかどるように思いますよね？　あるいは知らないうちに意識から消去しているかもしれません。でも，必要・大事だと感じる疑問はしっかりと抽出して解決していくことで，医療者の知識と経験の幅は確実に増えます。それは周囲や患者さんからの信頼につながるでしょうし，将来的に仕事の効率を上げてくれるでしょう。疑問こそダイヤの原石なのです。慣れてくると大事な疑問をサッと選べるようになりますが，最初のうちは疑問の芽を見つけたらメモに書き出しておくとよいでしょう。

＊

　河原町さんのように，病名がつくこと，病人と判定されることを受け入れがたい患者さんはすごく多いのです。河原町さんは関節リウマチの診断までは納得できたものの，治療を始めることで本当に患者さんになってしまう（患者さんなのですが…）ことが，心理的な障害でした。この障害を，みやびは「薬の効果で痛みを取り除けたときの幸せ」を一生懸命説明することで乗り越えたのですね。医療者は患者さんの心情も考えながら，診断しては説明し，治療方針を決めては説明し，ということを繰り返すのが大切です。「治療を受けない」ということの背景には一人ひとりのさまざまな理由が隠れているものです。

　河原町さんは最後に，治療を中断してしまいました。治療効果は良かったのですが，費用の問題で治療の継続が難しくなったのでした。高額な医療費を補助する制度はありますが，リウマチ治療を受けている患者さんで高額療養費制度のことを知っている人は56％と半数を少し超える程度で，

約20%はこの制度を理解していなかったという報告もあります[1]。

河原町さんも，きちんと説明してくれる医療者に出会えなかったのかもしれません。みやびが患者さんの役に立つためには，医療費についても勉強する必要がありますね！

＊

EBM（Evidence-Baced Medicine）を「論文をたくさん読むこと」と捉えている人もいるかもしれませんが，EBMとは一般に，「最良の臨床研究と，我々（医療者）の臨床経験と，患者1人ひとりの価値と，置かれた医療環境を統合する」ことをいいます[2]。論文を読むことはもちろん大切ですが，河原町さんのように，目の前にいる患者さんの価値観や置かれた状況に即して，どういう治療やケアが最善なのかを考えることがEBMだといえます。そして，EBMを実践する医療者にとって出発点となるのが，自らが疑問をもつことです。

🔑 Key Points

- 🔑 PICOは患者さんの疑問，臨床疑問を俳句のように切り取る技術。どんどん作ろう。
- 🔑 ネットワークメタアナリシスという解析手法がある。
- 🔑 患者さんの医療物語に出会ったとき，疑問を見つけよう。
- 🔑 論文を読むことだけがEBMではない。患者さんの状況や希望に即して最善の医療を考えることがEBM。
- 🔑「能一」を「ノー」と読んで「ノーハーム」と呼び始めたのはみやび。

【文　献】
1) 松村竜太郎, 他：生物学的製剤使用中の関節リウマチ患者さんは経済面から生物学的製剤の費用，効果をどう評価しているか？　Clin Rheumatol, 26：28-34, 2014
2) Straus SE, et al：Evidence-Based Medicine：How to Practice and Teach EBM 5th edition. Elsevier, 2018

PICOはあなたの臨床能力を伸ばす最強のツール

●便利（?）なAIアプリ「サケットくん」

　みやびはマクドナルドの店内に座り，スマホの画面にくぎ付けになっていた。なんたって1週間で作って公開したEBM学習アプリに，初めての利用者がアクセスしてきたのだ。

　みやびはプログラミングが得意な大学生。だが，こないだ河原町さんの病気に関わって以来，何だかむずむずしている。痛みに悩む河原町さんと，PICO（表1）を立ててからしっかり話をしたとき，彼女は一歩踏み込めたという手ごたえを感じた。それ以来，医療系学生ではない自分が患者さんの役に立てることはないのか考えに考えてきた。そして10日ほど前に，一念発起してPICO生成AIアプリを作り上げた。
「10日で公開って……ヤバすぎ。わたくし天才！」

　アプリの名前は「サケットくん」。彼女はEBMのパイオニア，サケット先生（David Sackett, 1934〜2015年）が大好きで，夢にまで見たことがある。といっても，エビデンス・カート[a]のようなサケット先生らしさ

表1　PICOの骨格

- **対象**（**P**atients/**P**articipants）：誰に？
- **介入**（**I**ntervention）：何をすると？
- **比較対照**（**C**omparison）：何（介入がないか，別の介入がある場合）と比べて？
- **アウトカム**（**O**utcome）：どうなるか？

例　P：大腿骨骨折後の後期高齢患者が
　　I：装具Xを使用すると
　　C：装具XにYを併用する場合と比べて
　　O：歩行速度が上がるか？

PECOの場合，Eは要因（**E**xposure）を表す。「何があると？」

表2　EBMの5ステップ

Step 1	疑問を定式化する	PICO/PECOの作成
Step 2	エビデンスを探す	情報の検索・収集
Step 3	批判的に吟味する	論文の内容を評価
Step 4	臨床に還元する	患者への適用
Step 5	全体を振り返る	Step 1〜4の評価

をアプリのどこにも感じられないのが寂しい[1]。

　はたして誰があやしいPICO生成AIアプリを使ってくれるのか半信半疑だったが，すぐに1人目の利用者が現れて，情報を入力し始めた。「とととと……」とみやびは天を仰いだ。驚きとともに興奮が吹き上がる。そのまま深呼吸，指で鼻血のチェック，再度呼吸を整えて，スマホに向き直った。
「サケットくん〜。お客さんだよ！　動いてる，すごいね。あれ……？それじゃPICOになってない!!」

　アプリがさまざまなPICOを生成するのを見ながら，目も口も全開でブツブツ言って画面を激しくタッチするみやびは，店内で3センチくらい浮いていた。

　サケットくんの使い方は簡単で，利用者が臨床に関する悩みごとを十数秒吹き込む。すると，音声がテキスト変換され，そこをもとにAIアプリがPICOを自動生成して利用者に返す。しかし機能はそれくらいで，EBMのStep 1にしか対応していない（表2）。
「でも，PICOを簡単に作れるようになったら絶対患者さんの役に立つはず！」

　このアプリは絶対に名作よ！　とみやびは思っていた。なのに，うまく動いていないようだった。

---

a) D. Sackettは1990年代，パソコンやプロジェクター，さらに多くのエビデンスを収めたCD-ROMなどをベッドサイドに運んで回診することを考えた。エビデンス・カートとは，文字どおりそれらの物を載せるカート（台）である。実際はカートが大きすぎてほとんど使われなかったようだが，文献1にはカートとともに立つSackettの写真が載っている。

● いかに良いPICOを作るか

　若い男性がみやびのスマホに写っていた。疲れていそうで，20歳代後半くらいに見える。

「えー……血圧がうまくコントロールできなくて困っている患者さんがいます。カルシウム拮抗薬を処方したら血圧が下がりすぎて，ふらつくようになって内服してくれませんでした。内服を変えようと思ったんですが，そもそもカルシウム拮抗薬ってたくさんあって，血圧なのか，狭心症なのか，脈を抑えるのか……もう使い分けがわからないです。別系統の薬に変えようと思うんですが，ARB，β遮断薬，何がよいのか。患者さんも僕もすごく困っていて，べぶっ……」

　規定の録音時間が終わってしまい録音が強制的に止まった。サケットくんは音声データを受け取って粛々とPICOを作り始めた。

　PICOはEBM学習者が最初に学ぶスキルだ。みやびも勉強会で立て方を習い，作ったPICOをしれっと披露してきた。PICO作りはワークショップ参加者のアイスブレイクにもなるので，楽しいイメージしかない。しかし，ここに来て彼女は，お手本のようなPICOの作り方を知らないことに気づいた。もともとアプリは録音と単語の抽出くらいしかできない。だから，最後は人力，つまりサケットくんがはき出したPICOをみやびが修正して利用者に送るつもりだった。

　アプリがはじめに打ち出したPICOはこれだった。

P（Patients）：高血圧の患者さん　カルシウム拮抗薬で血圧が下がりすぎた
　　　　　　　　主治医も患者さんも困っている

Ｉ（Intervention）：カルシウム拮抗薬

Ｃ（Comparison）：どの降圧薬が良いのかわからない

Ｏ（Outcome）：血圧がいい塩梅になる　主治医が喜ぶ　患者さんが喜ぶ

　これではPICOになっていない。「やばい，やばいよ……。PICOなんて簡単に作れるはずだったのに，人のPICOを修正するなんてどうやったらいいの？」

　みやびは泣けてきた。速攻でいいPICOを送り返すはずだったのに，利

用者をめっちゃ待たせてる！　ごめんなさい！　パニックになって息が上がり，さっきまで真っ赤だった顔は白くなっていた。近くの席の人がチラチラ見ているが，それどころではない。

＊

　スマホが光り，みやびは無意識に画面をタッチした。それは彼女がメンバーになっているEBM勉強会のSNSからの通知だった。彼女にはそれが，雲間を切り裂いて地上に落ちる一筋のまぶしい光に思えた。
「そうだ，EBM勉強会だ！」

　過去，勉強会のメンバーがみやびを幾度となく助けてくれたのを思い出し，早速連絡すると，数分も経たず勉強会を主催する葉室能一（はむろよしかず＝あだ名はノーハーム）が，すぐに返事と資料を送ってきた。
「ノーハーム！　ありがと〜！　でも早すぎ！　まじ仕事してる？」

　目尻をぬぐいながら，みやびは送られてきた「良いPICOの作り方（私見）」というタイトルの画面を開いた。

　PICOの目的は，臨床の物語を短いエッセンスにまとめることです。PICOを作るときのポイントをいくつか紹介します。

1 患者さんのナラティブ（物語）の要素を絞り込む

　P（Patients），I（Intervention），C（Comparison）とも，キーワードは2〜3個くらいに収めましょう。盛り込むキーワードが多くなる場合は別のPICOを立てます。患者さんの話からポイントを絞り込むのが難しい！　と感じたら，文章をシンプルにブチブチと単語にちぎって分けてみましょう。結構できてしまいます。

2 Pは職種目線で考えてみよう

　Pでは患者さんの背景をまとめます。疾患やそのステージ・重症度，年齢，性別，内服薬，受けている治療などから，必要なものを盛り込みます。また，患者さんの嗜好を盛り込むことも大事です。治療に熱心なのか，嫌がっているのか，コンプライアンスが良いのか悪いのか……これで

随分とPICOが変わってきます。

　さらに「職種の目線」で作ってみると良い修行になります。まず自分自身の職種でPICOを立てた後，他の職種になりきってPICOを立ててみるのです。薬剤師なら医師になったつもりで，外科医なら他科の医師や介護職になったつもりでPICOを立ててみるのです。病棟や薬局の薬剤師，看護師，ケアマネジャーなど，どんどん他職種になってみましょう。この稽古は後々すごく役立ちます。

❸ IとCはペア。組み合わせをたくさん作ろう

　Intervention（介入）とComparison（比較対照）は，2つで1つの要素です。「比較対照」という視点をもつことは飛躍的な進歩なんです。ついつい私たちは「治療をした→患者さんが良くなった→これで良かった」という思考になりがちです。でも，その治療をしなくても患者さんは自然に治っていたかもしれませんよね？　明らかに治療が効いている！と思っても，治療をした場合としなかった場合を比較することが大切です。たとえ思考の中だけでも，です。こういった考え方をすることで，診断結果や現在の治療を見直すきっかけが生まれることがあります。

　医療者は，どれだけたくさんのI/Cのペアを作れるかが腕の見せ所です。IとCが多いことは，医療の流れをたどっていく選択肢の多さ，道筋の多様さにつながります。IとCを入れ替えたり，使う薬の種類や用法・用量を変えたり，治療手技や薬剤以外の介入方法を入れてみたりと，いろいろな方法を比較してみましょう。

❹ OはPICOごとにあまり変わらない

　Oはどのable PICOでもある程度共通します。人間にとって大切なアウトカムとして，Sackett先生の7つのアウトカム，フレッチャー先生（Robert Fletcher）の6つのDが有名です（表3〜4）。個人的には6つのD（5つのDとも）のほうが使いやすいかも，と思います。

　人が健康について悩むときというのは，こうしたアウトカムについて考えていることが多いものです。ただし，これだけではありません。例えば糖尿病を考えてみましょう。死亡率や合併症の発生率などが重大なアウト

表3　7つのアウトカム

アウトカム	例
1. 治癒	病原菌の除去，腫瘍の完全な摘出
2. 再発防止	リウマチ熱後の抗菌薬の投与，痙攣発作に対する抗痙攣薬の投与
3. 機能障害の対策	リハビリ，形成手術
4. 合併症の予防	無症状の高血圧への降圧薬の投与，心房細動患者への抗凝固療法
5. 現在の症状の改善	ホルモン療法，鎮痛薬の投与，抗不安薬の投与
6. 疑念や心配を晴らす	誤診を明らかにする，予後について話し合う
7. 苦痛のない尊厳のある死を迎える	診断的処置をやめ，痛みの除去に重点を変える，患者の自尊心の尊重

〔Sackett DL, et al：Clinical Epidemiology：A Basic Science for Clinical Medicine 2nd Edition. Little Brown & Co, 1991 より〕

表4　病気の転帰に関する6つのD

Death（死亡）	早すぎる死は，通常好ましくない
Disease（疾患・合併症）	その疾患の症状，身体徴候，検査の異常値，さらにその疾患に伴う合併症の発生など
Discomfort（不快・苦しみ）	痛み，吐き気，呼吸困難，倦怠感，かゆみ，耳鳴り，めまいなどの症状
Disability（機能障害）	家庭生活や仕事，レクリエーションなどでの活動制限，能力制限
Dissatisfaction（不満）	悲しみや怒りなど，疾患やそのケアに対する感情的反応
Destitution（貧困）	疾患のケアに対する直接的出費や間接的経費，さらに疾患による収入減などによる経済的困難・困窮

〔Fletcher RH, 他・著, 福井次矢・訳：臨床疫学：EBM実践のための必須知識 第3版. メディカル・サイエンス・インターナショナル, p2, 2016 を参考に作成〕

カム（＝真のエンドポイント）で，これは7つのアウトカムや6つのDに当てはまります。でも，こんな重大なアウトカムばかりでは日常臨床には不十分です。ここを埋めてくれるのが検査や症状などのアウトカム（＝代理エンドポイント）です。例えば糖尿病ならば，血糖値やHbA1cなどで

す。アウトカムについてよく考えていきましょう。

　もう一つ，私はEBMを学び始めてまもなく，師匠の福岡敏雄先生（現倉敷中央病院副院長）から「幸せ」という大切なアウトカムを教えてもらいました。これもPICOを立てるときに思い出してほしい，非常に大切なアウトカムです。

＊

　はじめはとにかく，たくさんPICOの要素を出しましょう。思いつく限りの物語をはき出して，単語に分けるのです。そしてP，I/C，Oを組み合わせて，また組み直してさまざまなPICOを合成します。このしらみつぶしにPICOを組み上げる作業によって，作ったPICOに驚かされることが必ず出てきます。それが現場で実際に使われていることに気づくこともあったりします。

- PICOは，医療会の俳句，短歌
- PICOは，患者さんの話を医療の最前線とつなぐ魔法の定式
- 感動と行動変容があるのがPICO

と，私は考えています。

　PICOはEBMのStep 1で，これによってキーワードを抽出できます。そこからStep 2 医療情報の検索に進んでいきます。論文など必要な情報を検索できるようになるのです。

「ふむふむ，なるほど！」みやびは鼻息荒くメッセージを閉じ，サケットくんに視線を戻した。サケットくんが立てたPICOの単語を削り，シンプルにしてみる。まずPatients。

> P：高血圧の患者　カルシウム拮抗薬で血圧が下がりすぎ

　次はIとC。これはペアにしないといけない。

> I：ARBに変更する
> C：カルシウム拮抗薬を継続する

　IはACE阻害薬，β遮断薬，利尿薬も候補だなと思った。「そうすると，

PICOの組み合わせってものすごい数になるんじゃない？　あ，それが腕の見せ所だってことよね。確かにいろんな提案をしてくれるのってありがたいもんね」

　そしてOutcome。

O：副作用　低血圧　めまい　ふらつき

　ここで，Oもたくさん必要だというノーハームのメッセージを思い出した。6つのDで考えてみる。

Death（死亡）：
Disease（疾患・合併症）：高血圧の合併症（脳卒中，心筋梗塞，狭心症など）
Discomfort（不快・苦しみ）：頭痛，ふらつき，倦怠感など
Dissatisfaction（不満）：副作用への不満

「すごい，急にまとまり出した。ワークショップで教わるPICOだ」

　みやびは単語の組み合わせによりできる大量のPICOを片っ端から拾い上げた。「よろしくお願いしまーす‼」と叫びながら，納得のいくまで立て尽くしたPICOをサケットくんに送り込んだ。気づけばすっかり，いつものみやびに戻っていた。

教えてノーハーム先生！

　PICOはEBMのStep 1における大事な技術です。みやびがやっていたように，患者さんの物語から得られた疑問を，P（Patients），I（Intervention），C（Comparison），O（Outcome）という4つの要素に分けます。医療に関することでなくても，比較対照が含まれる疑問なら必ずPICOになりますから，身近なことでもPICOを作ってみましょう。

　PICOは患者さんや医療者の疑問を「解答できる疑問（answerable question）」に変換するツールです。私はEBMを学んで，自分が知らないことをanswerable questionにするのだという教えに心から感動しました。普通，ものを知らないとバカにされませんか？　そうではなく，「知らない」を知的財産に変換していくツールがPICOなのです。「知らない」

を逃さずつかまえ，疑問（PICO）を作って情報を獲得し，それに基づいて行動していくのがEBMです。

　問題解決の方法がわからないとき，実は「問いの立て方」が適切ではないことが多いのです。そういうとき，比較対照が成り立つ疑問なら，PICOを立てるだけで解決の大きな一歩を踏み出すことができます。「どうしたら高血圧患者の降圧をうまくできるのかわからない」という今回のストーリーも，頑張ってPICOにしてみましょう。例えばカルシウム拮抗薬での降圧が不十分な患者であれば，次のようなPICOも考えられますね。

P：高血圧患者　カルシウム拮抗薬で降圧が十分ではない

I：カルシウム拮抗薬に利尿薬を足す

C：カルシウム拮抗薬にβ遮断薬を足す

O：良好な降圧を得る

　他の降圧薬をI/Cに入れたり薬剤の効果や副作用などをOに入れたりすると，すごい数のPICOが出来上がります。驚くPICOもあり，使えないPICOもあり……。PICOの価値を実感できるまでの間は，PICOを大量に書き出してみることをお勧めします。

■ 複雑な物語をシンプルに。いろんな場面でPICOは使える

　PICOは患者さんとのコミュニケーションで力を発揮します。本来，物語やストーリーというのは複雑で混沌としています。患者さんの話もまとまらないことが多いですよね。

　そこで私たちは，患者さんの物語をPICOに置き換えるのです。これによって患者さんの問題のポイント，医療者である自分が調べるべきこと，ほかに検討すべきことが明確になります。PICO作りに慣れると，相手の話を聞きながら瞬時にPICOにまとめられるようになります。話を伺いながら，「ご心配なのはこういうことですよね」と返せるようになります。「あなたと話すとスッキリする」と患者さんから言われるようになるのです！

　PICOを立てる練習こそが，皆さんの臨床能力を最も伸ばしてくれると私は考えています。他の医療者との会話や会議でも役立つスキルですの

で，PICO作りは必ずマスターしましょう！　個人的には，PICO作りはEBMのなかで一番大事だと思っています。

🗝 Key Points

🔑PICOの立て方のポイントを押さえよう。

🔑PICOは患者さんや医療者の疑問を「解決できる疑問（answerable question）」に変えてくれる。

🔑患者さんの，ともすればまとまらない物語・ストーリーもPICOでまとめられるので，コミュニケーションに役立つ。

【文　献】
1) Straus S, et al : What drove the Evidence Cart? Bringing the library to the bedside. J R Soc Med, 109 : 241-247, 2016 （PMID 30905304）

3 PICOになる疑問，ならない疑問

● 母の治療は本当にあれでよかったの？

　みやびはEBM勉強会メンバーの堀川君，富小路さんと，とある医学部の一室にいた。3人で「サケットくん」を囲んで作業をしていた。
「みやび〜。サケットくん，どうにかならないの？　何回呼び出すんだよ……僕もそんなに暇じゃないんだよ〜」
「ごめんね！　でも，堀川君のPICOってすごいのよ〜！　利用者さんがすごく喜んでくれて，もう感動なの！」

　みやびはニコニコと医学生の堀川君をおだてて，彼もまんざらではない顔をしている。

　サケットくんはみやびが作ったPICO生成AIアプリで，利用者が患者さんのナラティブ（物語）を吹き込むと，音声を解析してPICOを作って返してくれる。だが，みやびが10日間で一気に作り上げたこともあり，人の手を借りずに全自動で良いPICOを作るのは無理だった。仕方がなく，彼女は薬室から教わったことを頼りに手作業でPICOを作ってはせっせと利用者に送っていたが，最近では利用者が増えてきたために朝から晩までPICOを作る羽目になった。困ったみやびは再びEBM勉強会に助けを求め，いまでは仲間がPICO作りに駆り出されていた。

　かわいそうなのは，EBM勉強会のメンバーである。朝から晩までPICO作りを手伝わされ，バイト代も出なかった。PICOを作ったらみんなでご飯に行ったりカラオケに行ったりと，それもこれも学生生活の一部になっていたが。

　メンバーは利用者が吹き込んだ音声データを使ってキーワードを抽出し，話の内容に応じてキーワードを追加していく。カルシウム拮抗薬に関する疑問なら他の降圧薬を加えたり，内服が嫌そうな患者ならコンプライ

アンスや服薬指導を加えたりするが，そこにはセンスが必要だった。出し尽くしたキーワードを組み合わせ，出来上がった膨大な数のPICOのうち役に立ちそうなPICOを利用者に送るという作業を彼らは延々と繰り返していた。

＊

　たったいま，女性の利用者が吹き込んだ音声データが3人の間に流れた。医療者ではなく，患者の家族のようだった。

「私の母親は肺がんでした。内服のゲフィチニブという抗がん薬を勧められたのですが，80歳で高齢だからと思って断ったんです。でも，母は2年前に亡くなったのですが，私は何カ月も苦しみまして……。いまでも抗がん薬を使ったほうが良かったんじゃないかと悩んでいます」

「え？　これ……学生の守備範囲，超えてんじゃね？」堀川君が努めて明るく発した言葉がカラカラ空回りした。

　部屋の空気が3人に重くのしかかってきたが，はじめに堀川君がPICOを立てた。

> P（Patients）：肺がん（たぶん非小細胞肺がん：NSCLC）の高齢女性
> I（Intervention）：ゲフィチニブを投与する
> C（Comparison）：抗がん薬（ゲフィチニブを含む）を投与しない
> O（Outcome）：生存期間の延長，肺がんの症状緩和，抗がん薬による副作用

「PICOは間違ってないと思うんだけど……この家族さんの心からズレた感じがする」

「あ，ほんとだね……」

　薬学生のメンバー，富小路さんの作った2つのPICOは少し違い，Pは患者ではなかった。

> P：高齢のがん患者の家族　ケアギバー
> I：積極的に治療を受ける方向にバックアップする
> C：積極的な治療は避ける
> O：患者・家族の満足，悲しみ

> P：高齢のがん患者さんを担当する医療者
> I：説明に非常に時間や手間をかける
> C：通常どおりの説明を行う
> O：患者・家族の満足，悲しみ

「どうしたら，この人の気持ちが和らぐのかいな……と思うて作ったんよ」

「なるほど，Pが変わるとすごく意味が変わってくるわね……」

「でも，薬剤師は内服の説明とか指導をいつだって丁寧にやってるじゃない」

「そうやけど，いつもより長いこと説明したり，家族さんとの面談回数を増やしたりねぇ。パンフレットを作って渡したりとかも……。あと，担当者を決めるのもええかもしれまへん。患者さんとしっかり関われてよろしいかもしれまへん。薬剤師はまだまだいろいろやれますえ！」

「確かにPICO立てのとき，患者さんへの説明っていう視点は欠かせないわね」

　みやびはアプリを操作して，これらのP，I，C，Oを組み合わせて多くのPICOを作り上げ，利用者に送り返した。

「短い物語にもいろんな感情が含まれているんだ……」

　彼女は両手を頭の後ろに組み，背もたれに思い切りもたれた。いすの前脚が浮いて後ろに転びそうになるのを器用にバランスをとりながら，天井を見上げた。

「私ががんになったら……この天井も違って見えるのかな……」

　見上げた天井はいつもと何も変わっていなかった。でも，今日は傷と染みがやけに気になった。

＊

　夜，みやびが1人でサケットくんを操作していると，突然フリーズした。

> P：ゲフィチニブって何？
> I：……
> C：……
> O：……

「ん？　サケットくんが疑問文を作ってる？　こんな機能あったっけ？」

21

と不可思議な思いがよぎる。なんだか，アプリの背景も少し変わっている
ような気がする……。しかし，すぐに勉強会で習った記憶が蘇り，みやび
は疑問の種類について考え始めた。
「確かに疑問って2種類あるから，サケットくんも疑問の仕分けができな
いと駄目よね……」

教えてノーハーム先生！

　今回は抗がん薬に関する物語が登場しましたね。死亡率などの重大な健
康上の問題について患者さんと話をするときは，治療効果に関する話をす
る一方で，患者さんの要望を満たせるように配慮しないといけません。
　ゲフィチニブ投与の効果について調べたランダム化比較試験を取り上げ
てみます。

Maemondo M, et al：North-East Japan Study Group. Gefitinib or
chemotherapy for non-small-cell lung cancer with mutated EGFR.
N Engl J Med, 362：2380-2388, 2010 （PMID 20573926）

　この試験のPICOはこうでした。

P：EGFR変異をもつ非小細胞肺がん（転移あり）の患者で，いままで化学
　　療法を受けていなかった方230名
I：ゲフィチニブの投与
C：カルボプラチンとパクリタキセルの標準治療
O：プライマリエンドポイントは無増悪生存期間（progression-free
　　survival），セカンダリエンドポイントは全生存，治療への反応率，副作用

　本当はもっと細かく論文を読み込んで吟味しますが，今回は簡単に
PICOだけにします。試験結果を1枚だけ見てみましょう（図1）。全生存
率を調べた図です。これを見ると，ゲフィチニブ群と標準治療群は21カ
月頃まではあまり差がないようですね。その後，21〜35カ月頃までは
10％くらいの生存率の差があり，36カ月頃からはその差が大きくなって
います。

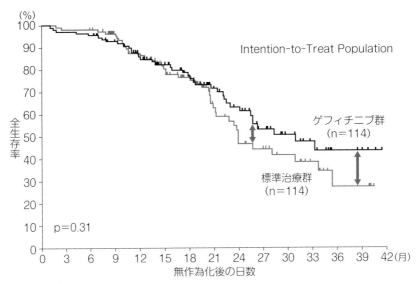

図1　全生存率

〔Maemondo M, et al：N Engl J Med, 362：2380-2388, 2010 より〕

　ここから皆さんはどう思いますか？　あまり差がないと感じる，差があると感じる，さまざまでしょう。では，今回のシナリオの患者さん（家族）のお気持ちはどうでしょうか？　「ゲフィチニブを飲ませていたとしても10％くらいしか差がなかったんだよ」と伝えたら，女性の心は癒えるでしょうか？　「42カ月時点で20％くらい生存率に差があるんだよ」とだけ伝えたら，治療を受けさせたらよかったと悩まれるかもしれません。あるいは，この図を見て「それほど治療効果に差がないのに，ゲフィチニブを使う意味はあるのだろうか？」と悩まれるかもしれませんね。

　このように，治療の効果を知識として記憶するとともに，いろんな患者さんを想定して説明のイメージトレーニングをしていきましょう。例えば治療をしたい患者さんなら，どう伝えたらよいのでしょうか？　治療をしたくない患者さんなら，このデータを使って何かサポートできることはないでしょうか？　同じ結果でも，見る人・使う人によって意味は大きく異なってきます。そこを利用して，私たちは患者さんとともに考えながら，臨床研究の理解を深めていくのだと思います。

■ 疑問にはバックとフォアの２つがある

　夜，みやびがつぶやいた２種類の疑問，何のことかおわかりでしたか？第1回で「疑問こそダイヤの原石」と言いました。患者さんや医療者の疑問を「解答できる疑問（answerable question）」に変換するツールこそがPICOなのですが，なかには比較対照が存在せず，PICOを作れない疑問があります。

　例えば「カルシウム拮抗薬って何だろう？」「ゲフィチニブの作用機序は？」，こういった疑問は何かと比較をする疑問ではありませんね。EBMの世界ではこのような疑問をバックグラウンドクエスチョン（background question，後景疑問）と呼んでいます。5W1Hの形式で表されるのが特徴で，医療の一般的あるいは背景的な知識がこの疑問の答えになります。

　社会人の知恵・マナーとして，先輩や同僚などにはなるべくバックグラウンドクエスチョンをしないようにしましょう。この手の疑問はネットで検索すればすぐに答えを得られるからです。自分で調べず質問ばかりしていると「仕事ができない人」と思われかねないし，あまりしつこく聞いて回ると職場の雰囲気が悪くなることもありえますよ！

　EBMで重要視されるのはフォアグラウンドクエスチョン（foreground question，前景疑問）です。これはバックグラウンドの知識があったうえで，その要素を比較する疑問です。降圧薬に関する基本的な知識を勉強した後で，カルシウム拮抗薬とARBのどちらが良いのかを比較して考えることなどがそうです。この疑問は医療のすべての領域で作ることが可能です。

　フォアグラウンドの疑問については，自分である答えをもっていたとしても周りに問いかけてみることが重要です。フォアグラウンドクエスチョンを問いかけることは，医療者にとって重要なコミュニケーション技術だといえるでしょう。プロの医療者同士ならたいてい話は盛り上がるものです。仕事の同僚に「アムロジピンって何ですか？　ジルチアゼムはどう作用するんですか？」などと尋ね続けると間違いなく嫌がられますが，「やっぱり心不全だったらARBのほうがカルシウム拮抗薬よりも効果的ですよね？」「胃がんのファーストラインの抗がん薬はティーエスワン®が良い

でしょうか，それともパクリタキセルですか？」など，比較対照のある疑問を問いかけてみると盛り上がり方がまったく違いますし，そこから新たな会話や発見が生まれることもあります。

　そういえば，会話を盛り上げる人ってたいてい比較対照のある疑問を問いかけていませんか？

■ PICOはガイドラインの根幹を作っている

　こうした疑問の種類が明らかになるのが，診療ガイドラインの世界です。

　学会のガイドライン作成委員会にとって，最初の仕事の一つにクリニカルクエスチョン（clinical question；CQ）の作成があります。CQとは「臨床上の疑問」ですが，現在ではCQをPICO形式で作るようにMinds（https://minds.jcqhc.or.jp/）では呼びかけています[a]。

　試しに，日本消化器病学会が出している「胃食道逆流症（GERD）診療ガイドライン2021」を使って，CQをバックグラウンドクエスチョンとフォアグラウンドクエスチョンに分類してみましょう。

- BQ4-3　酸分泌抑制薬はGERDの治療に有用か？
- CQ4-2　重症逆流性食道炎の初期治療として，PPIとP-CABのどちらを推奨するか？

　2つの疑問文のどちらに比較対照の要素があるでしょうか？　BQ4-3は，もし本文で酸分泌抑制薬と他の薬の比較をしていたらフォアグラウンドクエスチョンですが，酸分泌抑制薬の効果だけを測定していたら比較対照の要素はありません。一方，CQ4-2はPPI（プロトンポンプ阻害薬）とP-CAB（Kイオン競合型アシッド遮断薬）のどちらが良いかを問うているのでフォアグラウンドクエスチョンです。

　診療ガイドラインは非常に進化していますが，なかでも消化器関連のガイドラインは大幅にレベルアップしました。BQはバックグラウンドクエスチョン，CQはクリニカルクエスチョンの略語で，GERDのガイドラインのように後景疑問と前景疑問を使い分けるように進化したものもあるのです。

---

a）Minds（マインズ）は日本医療機能評価機構が行っているEBM普及推進事業で，多くの診療ガイドラインを無料で公開しているほか，ガイドライン作成時のマニュアルを策定しており，各学会ではこのマニュアルに沿ってガイドラインを作るようになっている。

■ どちらの疑問かを意識しよう

　一般的にガイドラインの構成は，前半が教科書的な知識，後半がエビデンスをまとめたエビデンス集になっています。なので，ガイドラインにあたるときは，それが背景知識の解説をしているCQなのか（バックグラウンドクエスチョン＝知識を伝えている），それとも医療行為を比較しているCQなのか（フォアグラウンドクエスチョン＝現場で医療行為を選択するときに使える）を判断しながら読むと理解が進むことが多いです。

　たかが疑問，されど疑問です。EBMを学んで一番成長するのが疑問に関わる部分です。疑問をみたら2つに分類して，PICOを立ててみましょう！

🗝 Key Points

- 🔑 エビデンスを学んだときは，それを患者さんにどう説明するかも考えてみよう。

- 🔑 バックグラウンドクエスチョン（後景疑問）は比較対照の要素を含まないので，PICOにならない。

- 🔑 フォアグラウンドクエスチョン（前景疑問）は比較対照の要素を含むため，PICOになる。

- 🔑 最近の診療ガイドラインでは後景疑問と前景疑問を分けて記述しているものもある。

4 PubMed検索のレッスン

● Histrory検索って？

　今日，みやびは図書館の司書さんから連絡をもらい京都医科薬科大学の図書館にやって来た。呼んでくれたのは鴨川ユミさんだ。彼女は図書館司書だが，みやびの作ったPICO生成AIアプリ「サケットくん」に感動し，EBM勉強会に参加するようになっていた。2人は意気投合し，今日は医学文献検索（EBMのStep 2）を教えてもらうことになっていた（表1）。みやびが図書館に着くと，鴨川さんは玄関で待っていた。

「鴨川さん！　ごめんなさい。遅かったですか？」

「ううん。私は毎日朝からずっと図書館にいるから気にしないでね」

　鴨川さんは医学系の司書で，医学論文を読むことをこよなく愛し，医療者向けに文献検索のワークショップやEBM勉強会を開催している。

　みやびの入館許可証発行の手続きを済ませ，2人は図書館に入った。館内の人影はまばらだが，静謐とした空気と集中に満ちていた。規則的に美しく立てられた雑誌の背表紙を眺めると，図書館司書の愛と美意識があふれ出すように感じられた。

　鴨川さんの勧めでみやびは館内を見て回ったが，あっという間に1時間が過ぎているのに気づき，慌てて戻った。

表1　EBMの5ステップ

Step 1	疑問を定式化する	PICO/PECOの作成
Step 2	エビデンスを探す	情報の検索・収集
Step 3	批判的に吟味する	論文の内容を評価
Step 4	臨床に還元する	患者への適用
Step 5	全体を振り返る	Step 1〜4の評価

　鴨川さんは，みやびがトレーニングや運動生理学に関する医学雑誌を山ほど抱えているのを見て微笑んだ。

「いい文献が見つかった？　医学論文を手作業で見つけるのはハンドサーチっていう方法なのよ。探している情報に関連する雑誌を文字どおり手で探したり，専門家に尋ねて教えてもらうのよ。会社のパンフレットまで探すこともあるみたい」

「出版物を全部手ですか……？　ネットで検索したら済むんじゃないの？」

「コクランライブラリー[a)]に，ランダム化比較試験を探すのにハンドサーチとウェブ検索のどちらがよいかっていうテーマがあるの[1)]。ハンドサーチのほうが電子的検索よりも2倍近く目的の論文を見つけられるらしいわ」

「げっ！　そんなに!?」思わず大きい声を出して，慌てて周りを見渡す。まさかそんなに差があるとはみやびは知らなかった。

「さて，今日はPubMedの使い方を覚えるわよ！」

　鴨川さんいわく，PubMed検索が一番大事だそうだ。PubMedのシステムで文献検索をしているうちに私たちの思考過程を研ぎ上げてくれるから，というのが鴨川さんの持論だった。

　PubMedの検索方法には大きくClinical queriesとHistory検索の2通りがある。

「特にHistory検索は効果絶大なの。でも検索に慣れてきたらClinical queriesのほうが早いかもしれない。先生方も好きなほうを使っているみたい」

教えて鴨川さん！

■ 情報の種類を知ろう

1）一次情報

　これは「内容の妥当性」がまだわからない情報です。PubMedに掲載されている論文などがこれにあたります。PubMed以外にも，主に日本語で

---

a) コクランライブラリーは，1992年に英国で設立された国際的な非営利組織「コクラン共同計画」（The Cochrane Collaboration）が運営する検索ツール。臨床試験に関する報告を精査し，総合的に評価したコクランレビュー論文が収録されている。コクランの名は英国人医師のArchibald Leman Cochrane（1909〜1988年）の名にちなむ。

書かれた論文を収載したJ-STAGE[b]や看護領域のCINAHL[c]など，論文を探すさまざまなデータベースがあります。医療以外の身近なところでは，Yahoo！やGoogleなどの検索で見つかる情報も一次情報ですし，テレビで流れている真偽のほどがよくわからない健康情報も広い意味で一次情報でしょう。

　一次情報には信頼できない情報が混じっており，使う際は信頼性を詳細に吟味する必要があります。これはPubMedでも同じことで，見つかった論文はしっかり自分で吟味し，妥当な論文かどうか検討することが必要です。これがEBMのStep 3「医療情報の批判的吟味」とよばれる段階になります。

2）二次情報[d]

　すでに適切な人物（専門家など）によって内容の妥当性を吟味されている情報で，そのまま使用してよいとされます。医療情報では前述したコクランライブラリーのほか，UpToDate，DynaMedなど[e]が二次情報にあたります。コクランライブラリーも二次情報で，一次情報の検索エンジンであるPubMedを使いこなしていればすぐに使えるようになるので，しっかりPubMed検索を練習しましょう！

■ PubMedのHistory検索をマスターしよう

　ここではHistory検索に絞って説明します。まずPubMedの画面に入ります。https://pubmed.ncbi.nlm.nih.gov/

　2024年2月現在，ホーム画面の下に「Find」という項目があり，そこに「Advanced Search」という項目があるのでクリックします。なお，PubMedはときどき画面のレイアウトが更新されるので，その都度探してください。

---

b）科学技術振興機構（JST）が運営する電子ジャーナルの公開Webサイト。大半のジャーナルは無料だが，一部はそのジャーナルを発行する学会員でなければ閲覧できないものもある。
c）米国を中心に，世界の看護関係などの文献情報を検索できる有料のデータベース。
d）例えば医薬品情報学の世界では情報を一次～三次に分類することが多いが，EBMの世界では一次・二次に分けることが一般的である。
e）UpToDate，DynaMedは海外で運営されている，エビデンスに基づいた有料の臨床判断支援データベース。さまざまな臨床疑問に対して現在のエビデンスを示しつつ，専門家の見解を参考情報として載せている。

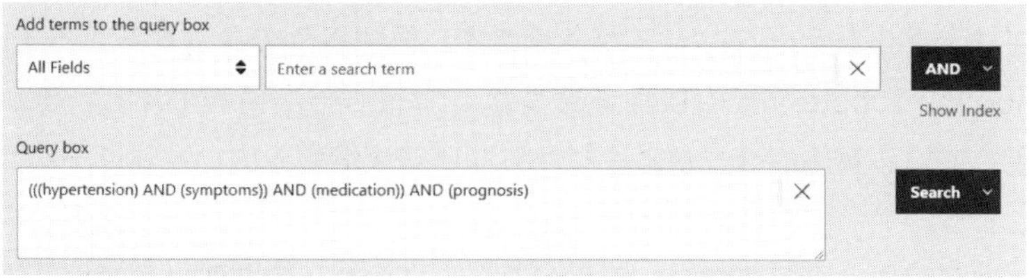

最初に「hypertension」と入力し右の「Add」ボタンを押すと，その後は「Add」が「AND」に切り替わるので，「symptoms」，「medication」，「prognosis」と一語入力するたびに右の「AND」ボタンを押す。するとQuery boxは上のように表示される。

図1　PubMedのHistory検索画面

　表示された画面の右上，「Enter a search term」に調べたい語句を入れます。すると，検索結果が下の「Query box」に表示されます。図1では"hypertension" "symptoms" "medication" "prognosis"という語句を入れました。Query boxにあるのは検索式とよばれる式ですね。

> 「昔はこの式を習う合宿があったのよ……。結構長くて大変だったわ」
> 「鴨川さんって，いったいお年はいくつなんですか？」
> 　みやびの問いかけは虚空を漂い，鴨川さんは何事もなかったように検索の解説を続けた。

　あとはQuery boxの右にある「Search」ボタンをクリックすると，これらの語句のかけ合わせを検索したPubMed画面が表示されます。検索結果が多い場合には画面左側のカラムにある各種ボタン（図2）をクリックし，論文を絞り込んでいきます。このなかでよく使うものを次に紹介しますが，これらのボタンもレイアウトがよく変更されるので，頑張ってPubMedの進化についていきましょう。

■ 左カラムを使って情報を絞り込もう

1）Text availability（図2-a）

　ここは本文の手に入りやすさですね。アブストラクトだけなのか，無料で配布されている論文（たいていPDF配布だが，Web形式のこともある）

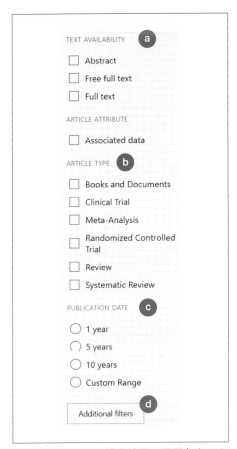

図2　PubMedの検索結果の画面左カラム

なのか，有料でリンクが貼られているのかに分かれています。

2) Article type（図2-b）

　ここでは論文の種類を選びます。EBMを学ぶ人は，メタアナリシス，ランダム化比較試験，システマティックレビューをよく使うはずです。

　初めて学ぶテーマ・領域ではシステマティックレビューやメタアナリシスを読んで俯瞰的な視点を得ることが有効です。あまりエビデンスがない領域では症例報告や症例集積研究を中心に探すこともあります。ここでは，自分が検索する疑問が臨床世界のなかでどのくらい研究・発表されているのかというバックグラウンドの知識と，どのような疑問でどのような

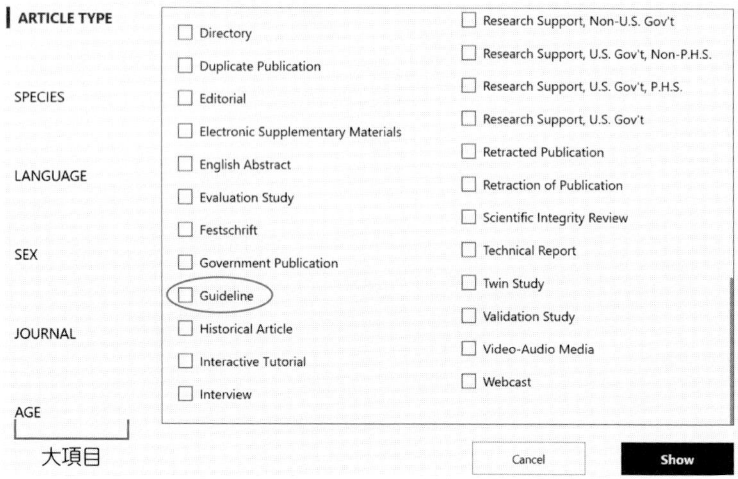

左側の大項目をどれかクリックすると，右枠内に詳細項目が表示される。いま見えているのはArticle typeの詳細項目。例えば診療ガイドラインに絞りたいときは「Guideline」をクリックする。

図3 「Additional filters」で表示される画面

種類の臨床研究が発表されているのか，という知識がそれぞれ必要になってきます。それらを知らない場合でも，検索して得られた論文の情報からこのあたりは徐々にわかってきます。

3) Publication date（図2-c）

いつ出版された論文かを探すときに使います。自分が昔読んだ論文を探すときにも使えます。

さて，「Additional filters」（図2-d）をクリックすると図3のような画面が出てきて，情報をさらに絞り込むためのフィルターを選べます。左側に大項目として，論文の種類，人種，言語，性，雑誌，年齢のフィルターがあり，どれかをクリックすると右枠内により詳細な項目が表示されます。診療ガイドラインに絞り込みたいときは，論文の種類（Article type）のなかにある「Guideline」にチェックを入れて検索するというわけです。

　鴨川さんにPubMed検索の方法を教わりながら，みやびはサケットくんに寄せられたある相談を想い出していた。

　相談者は25歳の男性。8歳で白血病になったが，化学療法を乗り越えて寛解に至った，小児がんのサバイバーだった。いまは成人して仕事も順調だ。縁があって結婚を考え始めたが，はたして自分の子どもに病気が遺伝しないのかどうか，サケットくんに問いかけたのだった。

「自分のせいで子どもががんになるなんて，僕には考えられないんです。家族を苦しめたくないですし，子どもが病気になるくらいなら僕は家族をもつべきじゃないって思うんですよ」

「そ，そんなことない！　子どものときの白血病を治して家族をもつなんてすごいわ！　それにもう，すっごく優しいお父さんになれそうじゃないの！」

　みやびはついスマホに向かって叫んでしまい，「え!?　なに？　誰かいるの？」と驚かれてしまった。

　みやびはうろたえながら音声を切っていないのに気づいたが，後の祭り。とっさに「え……ワタシ，AI！　ビビ！　ビビ！」と，ロボット音声の真似でその場を切り抜けた。

　しかし，結局のところ肝心のPICO立てがうまくいかず，相談者に連絡をしてPICOが作れないことを伝え，詫びたのだった。それで事なきを得たものの，それ以来みやびの心に引っかかっていた。

　鴨川さんはみやびの話を聞いてうなずいた。

「その彼に役立つ臨床研究を，しっかり検索しましょう。PICOはどんなのができたの？」

「これなんです……」

P（Patients）：小児がんサバイバー　男性	
I（Intervention）：子どもをつくる	
C（Comparison）：子どもをつくらない	
O（Outcome）：子どもが小児がんになる可能性	

「でもEBM勉強会じゃ，この場合，子どもを作るか作らないかはC（比較対照）としておかしいって言われて。それにP（対象者）はサバイバー本人じゃなくて，サバイバーの子どもじゃないかっていう意見もあったんで

すけど，よくわからなくて……いずれもPICOになりませんでした。結局，IとCがどうしても思いつかなかったんです」とみやびは言った。

P：小児がんサバイバーの子ども

I：？

C：？

O：遺伝による小児がんの発症

「がんサバイバーの患者さんとその子孫を大切に長期間観察して得られるデータが必要ね。それにはコホート研究という『前向き』の『観察研究』の論文を見つけるといいのよ。患者さんの予後や子孫への影響っていうテーマには比較対照の要素はないの。だから，PICOにはならずPとOだけになっちゃうのよ」

　鴨川さんが穏やかに説明するのを聞きながら，みやびはHistory検索画面に入った。検索後に"pediatric cancer" "survivor"と入れて検索したが，これでは生存中の小児がん患者に関する研究しか出てこなかった。

「患者さんの子どもについての研究って，どういう検索語になるんでしょうか……」

　みやびは画面から目線を上げた。鴨川さんの笑顔と目が合う。

「自分でしっかり考えるのよ。それが一番成長するんだから！　キーワードが見つかるまで何日もかかることもあるわ。でもそれでいいの。データベースの種類に関係なく，検索に大切なのは『あきらめないこと』なのよ。いい情報が見つからなかったときは，時間をあけてときどき検索をやり直すとなぜか答えが見つかることも多いのよ」

　鴨川さんは「これは宿題にしましょう。くれぐれもあきらめないでね！」と笑って，別のPICOを使って検索の仕方を教えてくれた。魔法のようにいろいろな相談がPICOになり，PubMed検索でエビデンスが見つかっていく。みやびはPubMed画面から目が離せなかった。

　あっという間に閉館時間になり，図書館から出たみやびを鴨川さんが追いかけてきた。

「待って，みやびちゃん！　実はサケットくんがあんまり素晴らしいから，私たちの仲間であなたとサケットくんをサポートしようと思っているの。

近いうちに驚くことが起きるわ。楽しみにしといて……。お願い，何が
あっても怒らないでね」

「はい！　怒るなんてとんでもないです！　サケットくんのお手伝い，助
かる～！　お手伝い希望者はインスタでメッセ送ってください」

　鴨川さんは何か言いたそうだったが，思い直したように笑顔になって手
を振った。

＊

　みやびはそれから何日も PubMed の画面に向き合っては PICO を立て直
し，小児がんサバイバーの子どもに関する検索でうんうん唸って考えた
が，しかし解決の糸口を得ることができなかった。

「私が医療系の学生じゃないから駄目なのかなぁ……。人の役に立つなん
てできないのかな」

　すっかりしょげてクッションを抱きしめ，ベッドに寝転んで天井を見上
げた。挫折感と不甲斐なさににじむ涙で天井がゆがむ。

　すると，視野の隅で何かが動いた。びっくりして目を向けると，スマホ
の画面に何かがもぞもぞ動き，フラッシュがまぶしく点滅した。まぶしく
て一度顔をそむけたみやびが視線を戻すと，白いヒゲをたくわえた，しゃ
れた老人紳士のアイコンがニコニコして画面の中に立っていた。きれいな
白髪，白いヒゲ，ツイードのスリーピースといういで立ちである。アイコ
ンといっても，画面いっぱいの巨大さだ。

「あ……あ……」

　言葉にならない音を出しながら，みやびはスマホにプルプル震える手を
伸ばした。やっちまった……絶対にウイルスだ。でも，こんなタイプのウ
イルス聞いたことないぞ!?　すると，アイコンが大きい声でしゃべった。

「む！　オマエがエビータ・ミヤービだな？　話は聞いとるぞ！　何だ，
カモガワ・ユミはおらんのか？」

　みやびはスマホに飛びついて覗き込み，平手で叩きまくった。

「なっ，何なのこのウイルス！　やばい！　メモリー全部消さないと」

「バ，バカもの！　痛い痛い！　やめろ，産みの親だろ。ワシをイジメる
んじゃない！」

「産みの親!?　何言ってんの？」

「わしはサケットくんじゃ！　オマエが作ったんだろうが！」

　みやびは唖然とした。サケットくんが……アップデートされた？

🔑 Key Points

🗝️医学論文を手作業で見つけるハンドサーチは，Web検索より目的の論文
を見つけやすい。

🗝️PubMedの検索方法には大きくClinical queriesとHistory検索がある。

🗝️History検索では検索対象の論文を絞り込むように探そう。

🗝️論文検索に大事なのは，あきらめないこと！

【文　献】

1）Hopewell S, et al：Handsearching versus electronic searching to identify reports
of randomized trials. Cochrane Database Syst Rev,（2）：MR000001, 2007（PMID
17443625）

Column!　NNTを巡って

みやび「EBMを勉強していると，いろんな数値が出てくるよね。特に
NNTがわかるようでわからないんですけど」

葉室「はいはい，いい質問ですね。NNTはnumber needed to treatの略
語で，患者さん1人を治すために必要な治療人数，という意味です。僕
は，『治療』したら治るものなんだ，それが医療なんだと何となく思っ
ていたので，NNT自体が衝撃でした。治らない人がいる，というのが
前提とは！　それでいいのか！　なんて思ったものです」

「え？　そこですか？　やっぱ変わってる……クスクス」

「……。NNTの出し方，説明しますよ。いまランダム化比較試験（RCT）
を吟味していて，治療のNNTを出したいとします。一般的な説明はこ
うです。

①介入群とコントロール群のそれぞれの治療効果を比率で表す（下の
表ではa/N1，b/N2）。

②両者の差をとる（絶対リスク減少；absolute risk reduction；ARR）。

③出た差の逆数を求める→NNTが計算される。

	介入群	コントロール群
サンプル数	N1	N2
イベント	a	b

イベントの発生件数が介入群でa件，コントロール群でb件とする。N=サンプル数

　でも，これだとちょっとわかりにくいんですよね。私たちが慣れている百分率（%）を使って考えましょう」

・Step1：両群において，対象のイベントの発生率を百分率で計算する。単なる%の計算です！
・Step2：%の差を出す（これを%ARRと表記している文献もある。引き算をして，両群の百分率の差をとるだけ）。例えばアウトカム発生率が介入群で5%，コントロールで10%なら，両者の差＝%ARRは10－5で5%になるわけです。「5%差がある」というのは簡単ですね！
・Step3：百分率の差からNNTを出す

葉室「比較したい両群の差が，先ほどの5%だったとしましょう。白分率なので『100人治療すると5人という差が出る』という意味ですね。ここで，1人の差が出るのに何人治療する必要があるのかを考えると，必要な人数は100÷5＝20人となります。これがNNTです」
「百分率って，100人中に何人云々っていう考え方だから，分母の100を固定しているのね。長年使ってて忘れてたわ」
「そうなんだよ。NNTでは，『1人の差を出するのに～人の治療が必要』と，"1人"を固定するんだよね。つまり百分率と本質的に同じことをしていて，どの値をどう固定しているかの違いなんだ。繰り返すと，患者さんが両群で5%の差がある＝5人/100人だけど，この5人を1人に固定すると，分子・分母を5で割って1人/20人ということになるよね。1人の差が出るために20人が必要っていう意味なんだ。言い方を変えると，5人/100人の"逆数をとる"と100/5＝20となって，同じことになる。百分率の逆数をとることで分子を1に固定することになって，分母にあたる部分がNNTになるんだよ。ぜひ繰り返し計算してマ

スターしてね！」

「ノーハーム！　わかったけど，もっと簡単に計算できないの？」

「仕方ないなぁ……じゃあ，NNTの暗算法を紹介しておくね。RCTを読んでいるとき，NNTというのはほとんど書かれていないので，自分で計算をする必要があるんだ。例えば2群の比較をしているRCTを読んでいるとき，結果の図にはそれぞれの群のイベント発生率が書かれている。NNTを計算すると両群の数値が一つにまとまることもあって非常に理解が進むんだけど，どうしても計算が必要だよね。かといって，いちいち紙と鉛筆（古い？）を出して計算すると，せっかくRCTに没頭しているのが台なし！　簡単に概算を知りたいよね？　さてさて，そこでNNT暗算法です。RCTの結果が書かれている次の表で考えてみましょう」

	介入群	コントロール群
サンプル数	N1（202人）	N2（198人）
イベント	20人	25人

「イベントの発生件数が治療群で20件，コントロール群で25件だとします。Nはそれぞれのサンプル数です。仮に202人と198人にしましょう。暗算で％を計算するとか，ARRからNNTを出すのは無理そうです。

　RCTの両群のサンプル数は同じくらいのことが多いので，ここで大胆に202≒198と考えて数値を変えてしまいます。計算の単純化のため，両群200名ずつとしましょう。

　イベントの発生数の差，25－20＝5は簡単にできますね。200名ずつの2つの群があって，イベント発生率の差が5名なら，

『200人の患者さんにこの治療をすると，両群で5件の差が出る』

ということは，5件を1に固定すると，

『40件の治療をしたら1人の差が出る！』

という意味と同じです。両群のサンプル数を近似して同じ値にしてしまったからこそ，できる計算です。これがNNTにまあまあ近い数字になるのは，直感的に理解できると思います。ちなみに本当の数値を計算すると，20/202＝9.9％，25/198＝12.6％。両群の差をとると

12.6－9.9＝2.7％。この逆数をとるとNNTで，100/2.7＝37.0という数値になります。暗算では約40人でしたが，どうでしょうか？　違いは容認できますか？　急いでいるときは凄く重宝する方法です。当たり前ですが，疾患の発生率がすごく高いときと低いとき，および治療群とコントロール群のサイズの違いが大きいとき，暗算法の誤差は大きくなってしまうから気をつけてね！」

「お～ノーハーム，やるじゃん！」

「ちなみに，昔ワークショップでチューターをしてくれた山本和利先生（前 札幌医科大学医学部地域医療総合医学講座 教授）が，NNTの目安として語ってくれたのが以下です。

・**NNT 10以下：その医療を実践しないのは犯罪に近い**
・**NNT 10～20：かなり効果が大きい，治療をすると効果の実感がある**
・**NNT 20～50：効果がわかりづらい**
・**NNT 50より大：感覚的には治療効果を感じられないことが多い**

　NNTがすごく大きいのは予防医学の領域なんだよ，と教えてくれたのが懐かしいです。ハードなアウトカム（死亡率や脳卒中，心血管イベントなど）を想定すると，高血圧に対する降圧薬の効果はNNT 100以上，脂質異常症に対するスタチンの効果はNNT 200以上はあるものなんだよ，と教えてくださいました」

5 予後とコホート研究について知ろう

● ようやく見つけた論文の結果

（前回の続き）

　突然動き出したアプリの「サケットくん」が長いことしゃべった説明によると，各地のEBM学習者を支援している「謎の組織」があり，彼らがみやびのサケットくんを知り，いたく感動したのだという。ただアプリとしては使い物にならなかったので，勝手にサケットくんをアップデートしたらしい。

「お前たちがEBMを学ぶのを組織ぐるみでサポートすることにしたぞ！ 鴨川ユミから聞いとるはずじゃ。いますぐ猛烈に感謝しなさい」

　白いヒゲをたくわえた老人紳士のサケットくんが画面の中から大きな声で言った。

「はぁぁぁぁぁ！　勝手なことすんじゃねぇよ!!　何で先に相談しないんだよ!?」

「だってぇ～。相談したら断るじゃろ？」

「そりゃそうに決まってんでしょ！」

「まあまあ，落ち着け，ミヤービちゃん。ワシはこうみえて役に立つのだぞ。本来は学習者に答えを教えてはいかんのじゃが（筆者注：EBMを教えるときは『答え』ではなく質問や疑問を提供するのです），おまえ検索のキーワードで困っておるじゃろ？　"offspring"（子，子孫）を入れてみろ。これはすごく大切な単語なのじゃ」

　小児がんサバイバーの男性からの相談（p.33）に頭を悩ませていたみやびは，PCに飛びついてPubMed画面を開いた。"pediatric cancer" "survivor" "offspring" "cohort" とキーワードに入れると，何といままで見つからなかった文献が次々に見つかってきた。サケットくんはスマホ

画面でニコニコと白髭をしごきながら，検索に打ち込むみやびを見つめて
いた。
「ま，サケットならぬ，助っ人（スケット）ってとこじゃな。むふふ」
　検索に夢中のみやびにはサケットくんのジョークは届かなかった。
　みやびは何本か見つかった文献のアブストラクトを読んでじっくり考え
た結果，1本の研究を選び，深く吟味することにした。

> Madanat-Harjuoja LM, et al：Linking population-based registries
> to identify familial cancer risk in childhood cancer. Cancer, 126：
> 3076-3083, 2020（PMID 32315449）

　彼女は論文のPICOを考え，一生懸命読み込んだ（表1）。コホート研究
というものがそもそもわからないのだが，この文献はさらに「がん登録の
データ」を利用しており，通常のコホート研究とも違うらしい。しかし，
サケットくんのサポートもあって，徐々に理解は進んでいった。
「今回の疑問のテーマは『予後』じゃ。予後というのは，人間なら誰もが
知りたいことでもある。予後を考えるときに参考になるデータは，長年に
わたって対象者を観察したデータじゃ。自分の余命を考えるときに，みや
びが平均的な日本人だとすると，日本人の女性がどれくらい生きていくの

表1　この論文のPICO

P（Patients）	1970〜2012年の間に21歳未満で診断された9,078人の小児がん患者と，これらの患者の一親等血縁者および二親等血縁者58,010人のコホートのデータを使用する。フィンランドのがん登録（the Finnish cancer registry）および人口情報システムのデータを利用した
I（Intervention）& C（Comparison）	コホート研究は観察研究なので介入＆比較対照はなし
O（Outcome）	血縁者が，①〜④いずれかに最も早く該当した時点でフォローアップを終了 ①小児および若年成人（childhood and young adult；ChYA）がんの最初の診断日 ②40歳に達した日 ③移住または死亡の日 ④2016年12月31日の研究終了

かというデータはすごく有用じゃろ？　これをもたらしてくれるのがコ
ホート研究じゃ」

　患者さんやその家族，親戚の人生を見つめてデータをとり，がんの発生
率を調べるという観察研究は，その結果だけでなく，膨大な対象者を観察
するという発想，国が主導するデータベース構築，ビッグデータの概念，
研究方法などさまざまな驚きをみやびにもたらした。同じ悩みをもつ患者
さんがたくさんいて，その疑問に答えるためにデータをとる医療者・研究
者がいることに感動が湧き上がった。

　しかし，論文がもたらす現実は深刻だった。みやびの心は重く重く，
曇ったのだった。

論文の結果（Result）（一部抜粋，下線筆者）

• この論文で使われたコホートの構成者には，9,078人の小児がん患者と，
58,010人の一親等血縁者と二親等血縁者が含まれていた。データから
は，小児がんサバイバー1人あたりの子どもの数は0.4人で，一般集団よ
りも少なくなっていた。

• 血縁者がChYAがんに罹患するリスクは，サバイバーの子孫（SIR：2.25，
95％CI：1.51-3.24）[a]および兄弟（SIR：1.17，95％CI：1.01-1.36）
の両方で上昇していた。特に網膜芽細胞腫のサバイバーの子孫ではSIR
75.85（95％CI：34.75-149.45），悪性骨腫瘍のサバイバーの子孫では
SIR 4.04だった（95％CI：0.84-11.8）。

「がんサバイバーの子どもは2.25倍がんになりやすいなんて……」

　みやびは，現実の深刻さに呆然としていた。論文には「小児がんのサバ
イバーの子孫では，40歳までのがん発症の累積リスクが3.39％で，一般人
口の1.90％と比較すると上昇がみられた」（図1）ともあった。

　みやびはPICOを修正して，これらのデータを添えて相談者に送った。
PICOが立たない疑問であることを説明し，作業が遅れたことをお詫びし
た。データを説明するなかで，小児がんサバイバーの子どもは通常よりも
2.25倍がんになりやすいことを伝えると，相談者の男性が動揺しているこ

---

a) SIR：standardized incidence ratios（標準化罹患比）。人口構成の違いを除去して罹患率
を比較するための指標（国立がん研究センター「がん情報サービス」の用語集より）。
95％CI：95％信頼区間

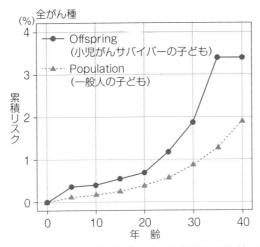

図1 一般人と若年がんサバイバーの子どもで比較した，
年齢ごとのがん発症率

〔Madanat-Harjuoja LM, et al：Cancer, 126：3076-3083, 2020 より〕

とが痛いほど伝わってきた。みやびには何も言えなかった。相談者が希望
したので論文のURLを送り，連絡を切った。

　みやびは放心状態で，窓の外でゆれる樹の葉を眺めていた。
「私のせいで，家族をもつことをあきらめさせてしまうのかな」

● 結果の値をどう受け止めたらいいのか？

　後日，相談者からメールが届いた。
「先日は論文の解説をしてくれてありがとう。自分じゃ論文なんて見つけ
られなかったから，すごく勉強になりました。あれから彼女と必死で論文
を読みました。つらいことだけど，ほかにもっと遺伝しやすいがんがある
みたいで，その影響を除くと自分の子どもが発がんする確率はもっと低い
んじゃないかって，2人で思っています。それに，2.25倍っていうとすご
く高い倍率に思うけど，一般の方の1.9％っていう数値が3.39％に上がる
んだったら，人数に直すと100人中の2名が3名ちょっとになるわけで，
ほとんど一緒に思え始めて……。気楽に考えすぎなのかもしれませんが，

僕たちはすごく元気になりました」

　メールには，幸せそうな2人の結婚式の写真が添えられていた。その日は深夜に喜び踊り狂うみやびの影が部屋の窓に映り，通行人が時々足を止めて見上げていた。

＊

　後日，みやびは嬉しい報告をしようと図書館に司書の鴨川さんを訪ねた。対応した職員はけげんな顔をして，バックヤードから出てきた。

「鴨川という職員はいませんけど？」

　不審に思ったみやびが食い下がったがらちがあかず，しぶしぶ帰路についた。

　その夜，鴨川さんから電話があった。

「みやびちゃん？　嘘ついてごめんなさいね〜。私，実は図書館の職員じゃないのよ」

「……どういうことなんですか？」

「あれ？　サケットくんに聞いてないの？　私はサケットくんを改良した組織のメンバーなのよ」

　鴨川さんの話で，みやびにもようやくいろいろわかってきた。謎の組織は，コクランライブラリー（p.28）のように無償で協力し合うプロ集団であった。サケットくんの改良にはお金も何もかからなくて，みやびをEBMを学ぶ仲間だと思っての厚意（いたずら？）だという。

「サケットくんとあなたに，私たちはすごく期待しているわ。EBMをもっともっと学んで，良質な医療を広げてほしいの」

　みやびは眼球がぐるぐる回るような混乱状態になった。（ヤバいヤバいよ，こんなの絶対詐欺だよ。でもサケットくんはむちゃかわいいし，スケットとか言ってスベってたけど，こんなこといままでの人生になかったから親にも相談したいけど絶対反対されるだけだし，勉強会のメンバーに聞いてもヤバいやつと思われそうだし……。でも，わたし変わりたいし，もっと人の役に立ちたいんだけど，いまの私のままじゃムリだし……）

　クラクラしながらスマホの画面に目をやると，満面の笑顔のサケットくんと目があった。

「大丈夫じゃ，安心しろ！　このワシがついておる！　自分が学びたいこ

とを学ぶ旅に出るのじゃよ！　お前は成長したいし変わりたいんじゃろ？勇気をもって踏み出すのじゃ！」

　サケットくんの笑顔が最高に輝いているのに目を奪われた瞬間，みやびは自分のなかに強い気持ちが生まれていることを感じた。
「サケットくんや鴨川さん，ノーハームに学んでEBMをもっと勉強するんだ！　医療系じゃないとか，学部が違うとか，もう言わないぞ！」

　そう思った瞬間，みやびは全身から何かが砕けて飛び散ったような錯覚を覚えた。きょろきょろ見渡しても何も落ちていなかったが，まるで知らないうちに身にまとっていた，透明で分厚い壁が粉々になって消えたようだった。

教えてノーハーム先生！

　いろいろな意見があると思いますが，私は「EBMの専門家」というものはないと思っています。EBM外来なんてのもないですし，EBMの学会もありませんよね。そのためか，EBMを学び始めると，どこまで勉強したらいいのかわからなくなることがあります。この程度の勉強でいいかな？　と思いがちなのです。

　EBMは臨床，疫学，ウェブ技術，生物統計学，教育などが複雑に絡み合ったキメラのような存在なので，やってもやっても底も限界もありません。ですが，日常で役に立つこともたくさんあります。どこまで？　なんて思わずに，職種や専門なんて気にせずに，どこまでも楽しく学んでいきましょう！　みやびにもその決心ができたようですね！

　さて，「疾患が子どもに遺伝するのかどうか？」は非常に大事な疑問で，患者さんからもよく聞かれます。この疑問に対して行われる研究がコホート研究で，共通の特性をもつ集団を一定期間追跡して，集団内での疾病の発症率や健康状態の変化などを調べる観察研究の一つです。

　ただ，この疑問はそのままではPICOになりません。それは，皆さんのPICO立てが未熟だからではなく，疑問の性質からしてPICOが立たないのです。比較対照がない疑問だからですね。しかし，比較対照がなくても重要であることは変わりません。

PICOが立つときには比較対照を置くランダム化比較試験（RCT），PICOが立たないときには比較対照がない観察研究（例えばコホート研究，症例対照研究）などの論文を選んで利用することもあります。疑問の種類や性質に応じて立てられるPICOが変わり，必要となる臨床研究が変わるのです。ここがわかると情報収集がいっそうスムーズかつ的確になりますよ！次回は臨床研究に関する解説をしますので，もう少し詳しくわかると思います。

■ 比と差，両方で考えよう！

今回は，結果を伝える際の数値の解釈が大きな意味をもちましたね。「罹病率が2.25倍」という「比」を聞くと，随分多い印象をもつのではないでしょうか。でも，相談者の男性がそうだったように，人数の「差」で考えてみるとそんなに変わらないと感じるかもしれません。もともとの発症率が小さければ，「比」が2.25倍であっても人数の「差」はそんなに変わらなかったりするのです。論文の結果を患者さんに話すときは，「比」と「差」を両方用いて説明をすべきかもしれません。たいていの場合，どちらかは大きい違いがあるように相手に感じさせてしまいます。論文の結果の大きさをアピールしたいなら大きく見えるほうを使ったらよいのかもしれませんが，効果を理解したいなら「比」と「差」両方の視点が必要だと思います。

■ 進化著しい医療情報データベース

サケットくんの進化は驚きでしたが，いままでも突然すごいシステムが登場することはあったんです。例えば，そもそも米国のMEDLINEは有料だったのを，1997年にクリントン政権がPubMedを無料で世界に公開したのは大事件でした[b]。それまでMEDLINEとの契約には年間数十万円かかりました。データのCDが図書館に届くのですが，動きの遅いパソコン

---

b) MEDLINEは医学文献のデータベースで，PubMedの主な情報源（構成要素）になっている。ともに米国国立医学図書館（NLM）が運営しているが，PubMedはNLM内の国立生物科学情報センター（NCBI）が作成していることからMEDLINE未収録の情報も多く収載されている。

でこれまた遅いCD-ROMの読み込みを待って，途中でCD-ROMを入れ替えて……と，1つのキーワードを検索するのに1時間以上かかっていました。それに対し，PubMedはインターネットのサービスで，当時はまだWeb環境が整っていなかったのに現在とほぼ同じシステムを誇っていたんです。キーワードを1つ入れるだけで何万件も検索に上がってくるのを初めて体験したときは本当に衝撃でした。

さらに二次情報のコクランライブラリー[1]の登場も画期的でした。世界中のRCTを集めてデータベースを作ったりシステマティックレビューを作ったりと，まだRCTが周知されていない時代にデータ統合型研究を広げる活動をボランティアベースで展開していたのです。二次情報に関していえば，さらにUpToDate（Wolters Kluwer社）[2]やDynaMed（EBSCO社）[3]が登場し，病院が採用し始めたことにも度肝を抜かれました。医療を取り巻くシステムはどんどん進化してきたのです。

EBMの金字塔である書籍「Evidence-Based Medicine」[4]では以前から，電子カルテに患者さんの症状などを打ち込んでいくと自動的に関連した文献やガイドラインが紐づけされるシステムが最高じゃないか，と呼びかけています（まだ実現していません）。EBMの関係者はその他にも常に新しくて役に立つ技術やシステムを開発してきました。

サケットくんの実力はまだわかりませんが，もしかしてこういったシステムを超えるかもしれません。これからの活躍に期待しましょう！

お断り　この作品は面白く読めるように，あちこちがフィクションです。寛容なお気持ちで読んでくださいますよう，平にお願い申し上げます（筆者）。

🔍 Key Points

- 💡共通の特性をもつ集団を一定期間追跡し，集団内での疾病の発症率や健康状態の変化などを調べるのがコホート研究。
- 💡コホート研究は観察研究の一つで，観察の向きが前向き。同じ観察研究で，後ろ向きとなるのが症例対照研究。
- 💡結果の吟味では「比」と「差」の違いを意識し，両方で考えてみよう。

【文　献】
1) コクランライブラリー：https://www.cochrane.org/ja/evidence
2) UpToDate：https://www.wolterskluwer.com/ja-jp/solutions/uptodate
3) DynaMed：https://www.ebsco.com/ja-jp/products/dynamed
4) Straus SE, et al：Evidence-Based Medicine：How to Practice and Teach EBM 5th edition. Elsevier, 2018

Column! 同じ月を見ていても

　ノーハームこと，葉室能一です。患者さんの語りや医療者の話し方について，2つほど思い出したことを書かせていただきます。

　随分前ですが，2005年に愛知県臨床疫学研究会主催の第8回EBMワークショップが開催されました。当時の同研究会のワークショップは数日開催されており，EBMを志す先生方と飲んで食べて学べる貴重な機会だったのでした。夜な夜なEBMの仲間と月に照らされて，街を語り歩いたものです。

　そのワークショップで，乳がん患者会のイデアフォー（現在は活動終了）代表によるセッションがありました。いま考えても斬新な取り組みで，乳がんを巡って患者会代表（自身が患者さん）と医療者がディスカッションをして，参加者がそれを見守るという企画でした（こういうスタイルをフィッシュボウルといいます）。乳がんの手術治療など，多岐にわたる内容に関して，医師と患者さんが公開でトークセッションをするのはすごいことだと思いませんか？　その頃は乳房温存術が増えてきていましたが，長期予後などについてはまだ情報が不十分な時代でした。セッション参加者は疫学データの解説，患者さんの語り，医療者の意見などを，時に感心し，時に固唾を飲んで見守りました。最後の質疑応答のとき，フロアから乳腺外科医とおぼしき方が「乳房を温存するかどうかをどう決めるのがよいか」という話題にコメントをされました。

「私は患者さんに情報を提供して，一緒に相談しながらどちらの術式にするかを決めています。でも，何よりその後のケアが大事なのです。乳房温存術を受けられた患者さんは，きっと再発を恐れて暮らしてお

られるので……（以下略）」

　僕はこの発言に，（いい先生だなぁ……）とすごくすごく感心しました。「情報を提供して」「一緒に相談する」というのも素晴らしいし，「後のケアが大事だ」という心配りにはなるほど！と思わされたのです。

　すると患者会の方がこの発言に対し，こんなコメントをされました。「フロアの先生がおっしゃった，温存術を受けられた患者さんは再発を心配しているというのが私には理解できませんでした。がん患者は，どういう術式であろうが再発を恐れて毎日暮らしているんですから」

　補足しますと，患者会の方は怒ったり厳しい指摘をしたりしたわけではありませんので，ご理解くださいませ。穏やかに，しっかりと患者さんの気持ちを教えてくれたのです。この後，発言をされた先生も引き続き参加して，全体のセッションは熱く盛り上がったのです。私はこのやり取りを，この後何年も何度も，あれこれ考えています。患者さんのために良い治療を提供しようという思いの医療者，乳がんの治療をより良くしたいと思う患者さん，両者は同じ方向を向いています。**でも同じ方向なのに，何かが違うのです。**同じ月を見ている人々が，人によっては月を眺めたり，雲を見つめたりするようなものなのでしょうか？　その違いは何なのか？　どうしたら良いのか？　逆に何もしなくてよいでしょうか？

　さて後日，EBM勉強会で「良いインフォームドコンセントをするためにはどうしたらよいのか」を学生さんたちと考える機会がありました。事実を単純に伝えるだけでは患者さんが傷ついたり，伝わらなかったりするものだという体験談から始まったディスカッションでした。

- 誠意をもって話すのが大事だ
- 信頼関係を築くように努力しよう
- 患者さんとは，医療以外の話も日頃からしないと通じ合えないのではないか

　ほかにもいろんな意見が出ました。学生たちの勉強会なので，わかりやすくてやさしい返事が多かったです。ただそのとき，彼らと話しながら，私は上述したワークショップでの一幕を思い出し，ふと考え

ました。「こういったアイデアって，患者さんの気持ちからは離れているんじゃないか？」

　同じ月を見ていても，違うものが見えているかもしれません。医療者が「誠意をもって話した」としても，患者さんからして悲しい事実だったり，難しくて理解できない内容だったら？　どうやってもつらい思いをしたり不満を感じたりするかもしれません。「信頼関係を築くために医療以外の話をする」と頑張っても，医療者側からの押し付けになったり，嫌々会話に付き合ったりするだけかもしれません。

　EBMを学び始めてから，エビデンスをどう使うのか？を考える機会がたくさんありました。疾患の説明にしても，インフォームドコンセントにしても，すべてはエビデンスの使い方と伝え方の問題なのです。こういった伝え方は，人によっていろいろな方法を練り上げているだろうと思います。僕としては患者さんの「語り」を，いかにして語ってもらうのかが大事な技術だと，年を重ねるごとに感じます。なかには患者さんの「語り」自体が本人の心とずれていたり，間違っていたりすることもあります。患者さんが正しく表現しても，家族が認めないこともあります。そういったことも含めて，語っていただくことで本人自身の何かが見えてくると思うのです。同じ月を見て，違うものが見えること自体も，決して悪いことではないのかもしれません。そのズレは，実は必要なのかもしれない……とも思い始めました。すべてのがん患者さんは再発を常に恐れている，という語りを聴く機会はワークショップで得られました。学生たちが，誠意を示そうとしながら説明をすることは，患者さんに語ってもらうための大事な第一歩になるでしょう。

　そしてさらに，頂いた「語り」の内容を理解して，どうしたらよいのか方策を考えないといけませんね。月はあれからも，同じように夜空を照らしています。昔もいまも，人間は十人十色の想いで月を眺めています。

　患者さんの語りが示すことは何か，エビデンスをどうやって使うのか……いつまでも修行は続いていくのでしょう。

6 RCTは観察研究より 偉い……のか？

● 臨床研究の歴史のさわり

　みやびは，京都医科薬科大学に来ていた。EBM勉強会のメンバーには，これまでスマホアプリの「サケットくん」から送られてくる利用者の相談事をPICOに変換する作業に協力してもらっていた。おかげでメンバーは毎日PICO作りに追われていたが，サケットくんが高性能に改良されてからは人手を必要としなくなっていた。メンバーたちに，謎の組織によってサケットくんが進化したことをみやびが伝えたところ，「どうしても見たい！」と言われ，久しぶりに大学に集まって勉強会を開催することになったのである。

　EBM勉強会は理解のある先生に相談して大学の部屋を借りている。勉強会やワークショップをするには大学とコラボできるととても助かるし，大学としても教育実績になるので悪い話ではない[1]。

　開始時間前に三々五々集まってきた学生は，みやびのスマホ画面に映るサケットくんにくぎ付けになった。
「このアイコン，かわい〜」
「おしゃれだよね。ツイードのスーツ似合うって，なかなかいないぜ」

　サケットくんは，わかってかわからずか終始ごきげんでニコニコしている。（アプリなのに浮かれているけど……どういうプログラムなの？）と，みやびには不思議でたまらない。

＊

　開始時間になって，サケットくんが話し始めた。
「さて，今日はお前たちに研究の歴史を教えてやるぞ。ミヤービ！　手伝ってくれ」

　サケットくんの指示で，教室のプロジェクターのスイッチが入った。み

やびがサケットくんに言われるままアプリをいじってスマホを黒板の前に置くと，画面が光り始めた。次の瞬間，プロジェクターの光とスマホの光が交わる空間に身長30cmくらいのサケットくんが浮かび上がった。

「え？　り，立体……」

「すげ〜っ！」参加者たちは歓声を上げた。

「うむ。まぁこんなもんじゃろう」

　立体のサケットくんは自分の姿を軽く確認し，スーツの襟を整えながら参加者にウインクした。つかみはOKというわけだ。

「さあみんな！　臨床研究の歴史をみっちり教えてしんぜよう。ランダム化比較試験（RCT）がいいか？　コホート研究か？　システマティックレビューがいいか？　何でも教えてやるぞ！」

　サケットくんは，ニコニコしながら黙った。おでこに「27」という数値が表示されてカウントダウンが始まる。教室はだんだん静まり返っていった。（7秒ルールね……）と，みやびは以前にワークショップのチューアトトレーニングで習ったことを思い出した（筆者注：7秒ルールと言いつつ，17秒だったり27秒だったりと諸説あります。とにかく，学習者を待つ！　というルールです）。

　サケットくんは学習者の反応を待つが，時間が過ぎるにつれてソワソワし始めた。と思ったら突然，「うおっほん！」と咳払いをするとRCTの解説を始めた。「時間がないんじゃぞ！」と，すごいスピードで解説をしている。

　最初は勉強会のメンバーも笑いながら見ていた。しかし，内容は専門的かつ難解で，皆どんどん取り残されていった。5分ほどでスマホを見始める人が出てきた。10分でコックリと船をこぐ人が目立ち始めた。みやびが周りを見回すと，葉室能一ことノーハームだけが必死に手帳に何か書き込みながら聞き入っている。

（やばいな，サケットくん。これはやばいよ）

　サケットくんの授業は初学者に響いていないようだ。情報量が多すぎて一本調子でまったく聞く気になれない，人気のない授業のパターンだ。みやびは決心して手をあげた。

「はーい！　サケットくん！　質問いいですか？」

　サケットくんは瞬時に，さわやかな笑顔をみやびに向ける。

「すごい授業に感動したじゃろ!?　何でも聞け！」

「レクチャーありがとうございます！　コホート研究とRCTって，どっちが偉いのですか？　RCTは生意気だけど実績のある若手で，コホート研究はうるさい年寄りって感じなんですか？」

　サケットくんがビビビ……と言葉を解析し始めた瞬間，みやびはアプリを停止させた。サケットくんは口を開いたままフリーズしている。

「みんなはどう思う？」

　誰も，さっきまでの一方的なレクチャーにフリーズしたまま動かない。（あちゃー，すっかり受け身になっちゃってる。駄目だ……）みやびも寒すぎる空気に冷や汗をかきはじめた。

　察したノーハームが「じゃあ，2人1組になろうか！　みんなコホート研究やRCTが登場する経緯で，知ってることってある？　お互いに話してみて！」と助け舟を出し，参加者は2人1組になった。しばらくすると，そこは友達同士，ワイワイと議論が始まった。

「次は4人1組になって話してみよう」

　ノーハームの指示で，雪だるま方式に議論の人数が増える〔筆者注：雪だるま方式は以前，愛知県臨床疫学研究会のEBMワークショップで名郷直樹先生（現：武蔵国分寺公園クリニック名誉院長）にご指導いただいたテクニックです。グループ学習を盛り上げたいときの技術で，非常に使えます。2人1組にさえなってくれたらしめたものです！〕。さざ波のように，みんなの話し合いの輪が広がっていく。終わってみれば勉強会は今日も盛況になった。

教えてノーハーム先生！

　今回はPICO生成AIアプリのサケットくんが頑張りましたが，レクチャーは残念ながらうまくいきませんでした！　情報量が多いからといってレクチャーがうまくいくとは限らないのですね。まぁ，名前こそ「サケットくん」ですが，できたてのAIアプリだし，実在のサケット先生とは無関係の組織が作ったアプリなのでまだまだ勉強が必要なようです。

　EBMでは学習者中心に勉強を進めていきますが，そのためには学習者が，自ら感じる疑問を書き出して（Step 1），調べ（Step 2），情報を得て

それを吟味する（Step 3）ことが大切です。この経験を深めていくことで学習スキルが進歩します。そのため，教える側は知識だけ，結論だけを与えるような講義はしないのです。

とはいえ，必要最低限の知識は伝えないといけませんから，ある程度の解説は必要です。ここがEBMを教える側の大きな悩みで，常に教え過ぎていないか，逆に黙り過ぎていないかを悩むのです。最初は私も面食らいました。勉強して資料を作り込んでいざワークショップに乗り込むと，まず黙ることを指示されるのですから！　あれこれ教えてはいけなかったのですね。

本物のSackett先生は生前，「あなたが教えることなんてちっぽけだよ。結局，学習者が学ぶことのほうがたくさんになるんだよ」とおっしゃったそうです[2]。先生のEBM教育は深淵なものであったことがうかがえます。

■ ダーウィンとファーブルの話

さて，サケットくんの高速レクチャーの内容をまとめておきましょう。

皆さん，自然科学者のチャールズ・ダーウィン先生（1809〜1882年）のことはご存知ですね。1831年からビーグル号で世界を回り，ガラパゴス諸島でさまざまな動物を観察したのは有名な話です。当時は飛行機もネットもなく，世界は未知でいっぱいでした。そこでダーウィン先生は当時誰もなしえなかった「遠くにある孤島での観察」をして，一躍時の人になりました。対象を観察して深く考えることは科学の基本なのです。ダーウィン先生について書かれた本をぜひ読んでみましょう。医師をあきらめて神学部に入り直したりと，若いときは進路に悩んだ人でした。

そして，フランスの博物学者，ジャン・アンリ・ファーブル先生（1823〜1915年）はご存知ですか？　ファーブル先生も南フランスで博物学を極めていくのですが，なかでも「昆虫記」が有名です。

さまざまな昆虫記録のなかにツチバチの観察の話があります。ツチバチというハチは大きなゾウムシを運んで巣穴に隠し，そこに卵を産む習性があります。ところが，そのゾウムシはなぜか動かないのです。ファーブル先生が観察すると，動かないのに腐らなくて，糞もする……つまり生きたまま動けなくなっていたのです。いったい誰が，どうやったのでしょう？

この謎を解くために，ファーブル先生は動かないゾウムシと元気なゾウムシを入れ替えたのです（介入）。そしてツチバチがびっくりして，動き回るゾウムシの胸部をお尻の針で刺す瞬間を「観察」したのです。後日，そこにはゾウムシの神経叢があることがわかり，ツチバチがゾウムシの神経叢を破壊して動けなくしていることがわかりました。

　これらの研究方法が評価されて，ファーブル先生はフランスのモンティオン賞という大きな賞を受賞しました。ファーブル先生は「介入」することで，観察だけではわからない真実を明らかにしたのですが，このことが当時高く評価されたわけです。

　観察のダーウィン先生，介入のファーブル先生，と思って考えてみると，実は臨床研究も同じように進化していくのです。

■ 臨床研究の歴史

　臨床研究において，高血圧を巡る進歩は押さえておきましょう。まず，1905年にコルトコフ音が発見され，すぐに人類初の血圧計が誕生しました。血圧が簡単に誰でも測定できるようになったのです[3]。でも，臨床研究がすぐに行われたわけではありません（保険会社が早速，血圧の数値を利用したらしいですが！）。1914〜1918年に第一次世界大戦，1939〜1945年に第二次世界大戦が勃発しました。2度の世界大戦の間は広くデータを集める臨床研究なんてとてもできませんでした。戦争が医学を進歩させるなんてとんでもない，戦争は臨床研究の発展を阻んだのです。

　戦争の終焉を待ちかねたように，戦後まもなく，大規模な歴史的コホート研究が米国フラミンガムの町を舞台に始まります[4]。また，日本でも久山町研究が始まり，疫学研究の夜明けが来ます[5]。さまざまな歴史的コホート研究の成功や失敗を通じて，人類は観察研究からさまざまな事実を学ぶことになります（図1）。

　しかしながら，ファーブル先生の逸話からもうかがい知れるように，観察だけではわからないこともあります。高血圧の患者さんにおいてどんな疾患がどの程度起きるのかは観察するとわかります。でも，血圧を下げた患者さんでは何がどうなるのかは，血圧を下げるという「介入」をしてから観察しないとわかりません。臨床研究も，戦後すぐにコホート研究が始

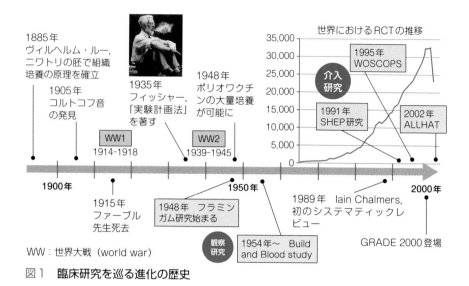

図1 臨床研究を巡る進化の歴史

まって観察データが集められ，そこから介入をして治療効果を観察することが始まっていきます。

■ RCTの誕生

　介入試験であるランダム化比較試験（randomized controlled trial；RCT）の萌芽は第一次世界大戦の頃に遡ります。1920年頃にロナルド・フィッシャー先生が英国のロザムステッドで農業の研究方法について思索し，1935年に著書「実験計画法」を完成させました[6]。このなかでフィッシャー先生は初めてRCTの方法論を提唱したのです。介入するだけでなく，対象者をランダムに振り分けるという2段階の仕掛けでした。しかしながら，実際にランダム化が臨床研究に応用されるまでには非常に時間がかかりました。

　β遮断薬と利尿薬による降圧効果について調べた初の大規模RCTであるSHEP研究が発表されたのは1991年でした。フィッシャー先生の時代から実に60〜70年もかかって大規模RCTが登場するのです。もちろん，コホート研究による観察データが揃う必要もあったでしょうし，戦争の影響もあったのだろうと思われますが，EBMの基盤は20世紀に，ゆっくりかつ劇的に整備されていきます。

　図1と重なりますが，年表を示します。

- 1905年　コルトコフ音が発見され，血圧計ができる
（1914年〜1945年　2度の世界大戦）
- 1920年代　フィッシャーがRCTの基礎を提唱
- 1948年　米国でフラミンガム研究が開始
- 1989年　初のシステマティックレビューの発表
- 1991年　初の大規模RCTであるSHEP研究が発表
- 1995年　大規模RCTのWOSCOPS（脂質異常に対するスタチンの効果）
　　　　が発表
- 2000年　GRADEシステム（エビデンスの質や推奨度などを系統的に評
　　　　価する方法）が登場
- 2002年　おそらく人類最大のRCTであるALLHAT研究が発表

■ 介入研究と観察研究は車の両輪

　では，いまはRCTのような介入研究がとにかく重要で，観察研究は意味がなくなってしまったのでしょうか？　いえいえ，観察研究の重要性もますます高まっているんです。

　抗がん薬を例に考えましょう。RCTを行うには，薬の効果を確認できる病状の人が研究に参加してくれることが必要です。例えば，いままで治療を受けたことがなく，がんの転移がないStage 1のような患者さんだと薬の効果が明確にわかるわけです。治療効果を測るためには，病気の初期の患者さんを集めたRCTが非常に大切になります。

　さて，次の段階として，セカンドラインやサードラインの抗がん薬治療の効果はどう評価しますか？　もっと進んで緩和医療が必要な状況になったら？　疾患が進行すると，対象者の病状は個別に変わっていきます。他の臓器への転移があったり（部位もさまざま），食事ができなくなっていたり，貧血などの問題が起こったりします。そうすると，RCTを実施するにも患者背景にばらつきが出てくるわけです。こういった状態の患者さんに対する研究もたくさんありますが，一般的に疾患の進行とともにRCTの実施は難しくなっていくのです。

　しかし，RCTを行うのが難しくても，医療者としては，標準治療の効果

がなかった患者さんであれ緩和医療を受ける患者さんであれ，もちろん大切ですよね。標準治療を終えたら，あとはエビデンスがないから知らない，ではいけないと思いませんか？

　これと同じ問題は，臨床研究に参加することが難しい超高齢者でも起こっています。均一なデータを得られない患者たちについては介入が難しいので，観察されたデータを集めることが大事になってくるのです。

　現在，こういった観察により得られるデータの一部は「リアルワールドデータ」や「ビッグデータ」とよばれているようです。まだまだ始まったばかりで定義もいろいろのようですが，私は観察研究，コホート研究の一種だと考えています。ただし，データの質に大きな問題があり，データの利用にはまだまだ検討が必要です。

　レセプトをはじめとする電子カルテのデータや各国が整備するがん患者のデータベース，医薬品の市販後調査，さらには保険の情報など，多種多様なデータを利用する道が模索されています。この背景には，パソコンやウェブなどのデータの利用・収集環境が飛躍的に良くなり，大規模かつ効率的にデータを集められるようになったことがあるのでしょうね。その反面，データの妥当性について疑問が残るところもあるので，利用に際しては信頼性や安全性を注意深く考える必要があります。

　リアルワールドデータを理解するには，やはり観察研究や介入研究の理解が必要だと思います。これらの研究様式は車の両輪のようになって私たちが走るのを助けてくれるのです。

　勉強会が終わったその夜——

「だから悪かったってば！　機嫌直しなよ〜」

　みやびが部屋でサケットくんに話しかけている。サケットくんはわかりやすくあぐらで腕組みをして，そっぽを向いて怒っている。わかりやすくて，みやびは笑いがこみ上げて止まらない。

「いくら何でも，途中で電源落とすのはひどいぞ！　途中で電源切られるつらさがオマエにはわからんじゃろ！」

「てへへ」と言いつつ，みやびが雪だるまからグループがどうなったのか

を説明するうちに，サケットくんはあっという間に機嫌を直して元の姿に戻った。

「なるほど。講義はただ知識を伝えればいいのではないんじゃ。知識だけならスマホで済むものなぁ……」フムフムとうなずいている。

「要は，医療者を集めてテーマを与えて，互いに意見を言い合えるようにすればいいってことか？　人間って意見を交換するだけで成長するの？わしらアプリからしたら不思議じゃ……。それならミヤビ！　この本読んどけ」

サケットくんが消えてオンライン書店のアプリが立ち上がり，「Groups」[7]というタイトルが見えた。

「グループワークについて書かれた名著じゃ。小グループの最良人数や，忘却曲線との関係なんかも書かれているぞ。よく勉強しておけよ！　ふふふ」

とんとんとん，と本がカゴに入り，購入ボタンが押されていた。

「あ，あ，あ，そんな英語の本……」

みやびが止める間もなく，本は英国から船便で届くことになった。深夜の街に，みやびの悲鳴が響く。

お断り　今回は筆者の個人的な意見を多数書かせていただいています（特にダーウィン先生やファーブル先生のあたり）。アプリの「サケットくん」は物語上の演出であり，故・Sackett先生の教えたこととは無関係な創作です。Sackett先生の教えたことは今回のように文献を付けてお示しします。ご理解いただきますようお願いいたします（筆者）。

🔑 Key Points

- 戦後，RCTにみられる介入研究と，コホート研究にみられる観察研究は車の両輪のように発展してきた。
- RCTが盛んになったいまでも，均一なデータを得られない場合に観察されたデータを集めることはとても重要である。
- IT技術が発達した現在，以前は考えられなかった多種多様なデータを収集・解析することが可能になっているが，その妥当性については鵜呑みにしないようにしよう。

【文　献】
1）上田昌宏，高垣伸匡，他：薬学生を対象としたEBM教育におけるチーム基盤型学習の導入とその評価．YAKUGAKU ZASSHI, 140：301-312, 2020
2）福岡敏雄：Sackettから学んだ「教える」ということ．医学界新聞，医学書院，2015年7月20日（https://www.igaku-shoin.co.jp/paper/archive/y2015/PA03134_03）
3）日和田邦男・編：高血圧研究の歴史．先端医学社，2002
4）嶋　康晃：世界の心臓を救った町；フラミンガム研究の55年．ライフサイエンス出版，2004
5）祢津加奈子：剖検率100％の町；九州大学久山町研究室との40年．ライフサイエンス出版，2001
6）R. A. Fisher・著，遠藤健児，他・訳：実験計画法．森北出版，2013
7）Glyn Elwyn, et al：Groups：A Guide to Small Group Work in Healthcare, Management, Education and Research. CRC Press, 1993

7 RCT が絶対でない これだけの理由

● エビデンスピラミッドって？

　ある夏休みの夕方，みやびはEBM勉強会の仲間と夏合宿にやってきた。しっかり勉強するつもりだったが，泊まったのが海辺のコテージなのが良くなかった。大学生が友人と潮騒に包まれてしまうと，もう座ってなどいられない。2日間底抜けに遊んでしまったみやびたちであった。

　今日は合宿の最終日，コテージで全員集合して，最後のミーティングである。「くっそー。PubMed検索を100本，RCT，システマティックレビュー，ガイドラインそれぞれ100本読むはずだったのに……」

　新部長の三条君が悔しがっている。そんなことを言いながら誰よりも日焼けしているのがかわいい。みやびも日焼けのヒリヒリ感と，昨夜全員で戦ったスクワット王決定戦のせいで太ももが痛くて嬉しい。

「おいみんな！　せめていまから論文読もう！」

　三条君の号令で資料が配られ，皆は小グループに分かれて勉強会を始めた。たわいもない話をするグループもあれば論文を片手に吟味をするグループもあったが，1時間ほどでいったん元の大グループに戻りディスカッションが始まった。小グループで議論を深め，大グループで全体の意見や疑問をすり合わせるのがEBMのワークショップでよく使われる方法だ。

「あ！　資料間違えてる！」

　ランダム化比較試験（RCT），システマティックレビュー，診療ガイドラインを合宿用に準備していたが，三条君は間違えて班ごとにバラバラに配っていた。各班が別々の研究デザインの論文で勉強していたことになる。「もー，部長しっかりしてよ！　すり合わせできないよー！」部員からヤジが飛んだ。

「どうしよう!?」

「一番強いエビデンスってガイドラインでしょ？ なら他の論文は読む意味ないんじゃない？ いまからガイドライン読む？」

「いやいや，吟味はやっぱりRCTだよ！」

「RCTよりシステマティックレビューのほうが何本も読んだのと同じことになるからお得だよ」

　部員があちこちでざわついている。すると，突然部屋が真っ暗になり，みやびのスマホが光を放ってコテージの壁に「サケットくん」が投影された。ニコニコしてご機嫌そうだ。

「サケットくん……何かあちこちにハッキングしてない？」

「呼ばれて飛び出てジャジャジャジャーン！」

　なぜか昭和のアニメのセリフとともに，サケットくんが立体化する。

「あははは！ 呼んでませーん！」「あ～……また寝ちゃいそう」早速部員がガヤガヤ言っているのを聞いてか聞かずか，壁には三角形の図が映し出されていた（図1）[1],[2]。

①Systems：システム	①臨床判断支援システム	• 次世代電子カルテ • クリティカルパス 部署マニュアルなど
②Summaries：まとめ	②根拠に基づいた教科書・ガイドライン	• UpToDate, DynaMed • Evidence-based Guide line
③Synopses of Syntheses：統合概要	③システマティックレビューの抄録	• Evidence-based抄録誌 • SRデータベース：DARE, Minds
		SR：システマティックレビュー
④Syntheses：統合	④システマティックレビュー	• コクランライブラリー • 一部はPubMedなどにも…
⑤Synopses of Studies：研究概要	⑤個々の研究の抄録	• Evidence-based抄録誌：ACP Journal Club, Evidence-based Medicine など
⑥Studies：研究	⑥個々の研究	• PubMed, Science Direct, ProQuest, 医学中央雑誌, メディカルオンライン

図1　6Sモデルとそれぞれの例

〔福岡敏雄：Mindsに何を求めるのか；使う立場から．日本医療機能評価機構 第9回EBM研究フォーラム，p99, 2011より〕

「これ知ってるわ。エビデンスピラミッドでしょ。確か一番上がまだ実現
されていない，理想の医療システムだったわね。Mindsの講習会で習った
わよ！」と誰かが叫んだ（Mindsについては，p.25）。

エビデンスピラミッドの構成（上に行くほど強いエビデンス）

①臨床判断支援システム：患者の症状や情報を打ち込むと，一番適切なガ
　イドラインやエビデンスが紹介される未来のシステム。まだ実現されて
　いない。

②根拠に基づいた教科書・ガイドライン：UpToDateなどの，最新のエビ
　デンスを反映していく電子教科書。また，エビデンスに基づき，GRADE
　などのガイドライン作成手法に則って作られ，必要なときにアップデー
　トされる理想的なガイドラインなど。

③システマティックレビューの抄録，④システマティックレビュー：情報
　を短時間かつ少ない労力で与えてくれることも良いエビデンスとして大
　切な条件。システマティックレビューは非常に重要だが，それをまとめ
　てくれたものがあればより上に位置する。コクランレビューの要約版な
　どがこれにあたる。

⑤個々の研究の抄録

⑥個々の研究：RCT，コホート研究などの個々の研究でも，適切なまとめ
　があればそちらのほうが情報を得る時間と労力が減る。

「ほらぁ。やっぱりガイドラインが最強じゃん！　それだけ読めばいいん
でしょ」と声があがった。はたしてそうなのだろうかと，みやびは疑問に
思った。

● パラシュートのパラドックス

「6Sピラミッドはいまでもいろんな組織や大学のホームページで紹介され
ておる。重要なエビデンスの階層関係じゃ。しかし！　実はEBMの中心
的役割を担っておる英国のCenter for EBMのページにはこのピラミッド
は書かれておらんのじゃ。話はそう簡単ではないのだぞ」とサケットくん
が言った。

　再びみやびのスマホが光り，「OCEBM Levels of Evidence」のページ
が壁に投影された[3]。確かにこのページにピラミッドの図は見当たらない。
サケットくんからの指示が飛んだ。

「ときにお前たち！　パラシュートは好きか？　はい，パラシュートについてグループに分かれてディスカッション始め！」

　サケットくんがメンバーを小グループにして動かし始めた。前回の一方的で眠気を誘った講義とは打って変わって動きのあるグループワークだ。あちこちでザワザワとディスカッションが始まった。

「パラシュートって触ったことある？」

「そんなの，好きとか嫌いとかの意見ってないよね」

　しかし，無茶ぶりのどんなネタでも盛り上がるのが学生のグループだ。ほどなく部屋はみんなの話し声に埋め尽くされた。ひとしきりディスカッションをさせてから，サケットくんは全員を前に向かせた。パラシュートをつけた人が飛行機から飛び降りる動画が映っている。

「パラシュートみたいに命に関わるものは，効果がしっかりしてないと困るね？　じゃあRCTで効果を検証したらいいんじゃない？　パラシュートのRCTを組むならどうする？」

「介入群はパラシュートをつけて飛び降り，対照群はプラセボ？　パラシュートなし？　いや死んじゃうよ！」

「そう。パラシュートの研究が2018年の『BMJ』クリスマス特集にある[4]。Center for EBM の資料ではこれを引用して，パラシュートのRCTはナンセンスだということも書かれておる」

「こんなに命に関わるアイテムなのに，RCTで効果の検証ってできない……わよね。え？　RCTってこんな重大なことの評価には使えないの？」

　当たり前のように思っていたことがみやびの中でグラリと動き，何だかわからなくなってきた。

「でも実際，パラシュートあり vs. パラシュートなしは無理ね。がんの手術をする群としない群，抗がん薬を使う群と使わない群，肺炎で抗菌薬を使う群と使わない群……どれも比較対照できなくない？　大事なテーマなのに」

「パラシュートのパラドックス＝命がけのテーマは危なくてRCTで検証できないかもしれない？」（このパラドックスは筆者作です）

● 「論文中心」の学びと「テーマ中心」の学び

医学生の三条君が質問した。

「テーマによってはRCTは意味がないってことですか？　そのテーマでは
エビデンスピラミッドが成立しないってことなのかな」

しばらく沈黙があったが，看護学生の七本松さんが答えた。

「勉強会と一緒なんじゃないかな。私たちは論文を読むこともあるし，
テーマを設定して勉強することもあるわよね。私，いま家族性高コレステ
ロール血症を調べているんだけど，ちょうどいいRCTがなくて，逆に症
例報告や患者さんの話がすごく大事な気がしていて……」

サケット先生が頷いた。

「医療の学習には，論文が中心のとき（paper-oriented），テーマが中心の
とき（theme-oriented）があるんじゃ。Center for EBMのページには，
テーマにあわせて臨床研究を利用することが解説されておる。エビデンス
ピラミッドも大事なんじゃか，あくまでも基本。RCTがなくても大事な
論文を集めて集合知を作ることが必要なのじゃ」

「私，それ許せない気がするの！　頑張ってRCT作るべきじゃない？　医
療で大事なテーマなんだったら，ぜーんぶRCT組んで正しい医療を作る
べきじゃん！」とみやびが大きな声をあげた。サケットくんは何だか優し
い顔をしている。

「若くて熱い！　その意気やよし！　みやびやEBM勉強会のメンバーが
未来の医療を作っていくのじゃぞ！　しかし，しかしな。人類の医療費は
限界に来ておる。さらに，新型コロナウイルスの大流行もあって医療を取
り巻く環境はこれから大きく変わるだろう。そもそもRCTを作るコスト
は膨大じゃ。さらに創薬までとなると，もっとすごいコストが発生する
（図2）[5]。人類はそこまで医療にお金を使えないのじゃ」

図を見てメンバーがざわついた。臨床研究のフェーズＩでも10億円も
かかる。フェーズⅢまで行くとさらに200億円という。それも1つの薬剤
の開発だけでだ。

「うーん，どんどんRCTを組んで創薬していくと費用はすごいことになり
そうだね」

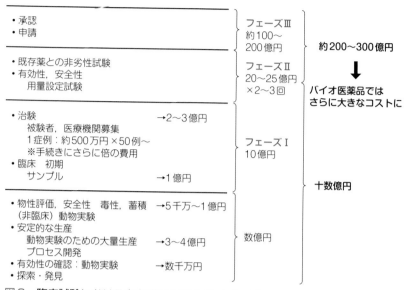

図2 臨床試験における各段階のコストのイメージ

〔総合科学技術会議：ライフイノベーション戦略協議会第4回：ライフ・イノベーション：
我が国における革新的医薬品の創出及び再生医療の振興に向けて．2012より改変〕

「それにRCTにはRCTの欠点があって，決してそれだけでは医療は作れないのじゃよ」

サケットくんのグループワークは続いた．夏の夜に，勉強会の熱気が染み出して漂っていた．

教えてノーハーム先生！

皆さん，こんにちは！ そもそもランダム化比較試験（randomized controlled trial；RCT）は前向き試験の一種で，その点ではコホート研究などの前向きな観察研究と同じです．でも，前回紹介したファーブル先生の逸話のように，「介入」を行うことで観察研究ではわからなかった答えを見つけていくことができます．そして，さらにランダム化，盲検化，ITT（intention to treat）解析などの工夫を凝らし，結果に影響を与える因子（バイアス）を減らして内的妥当性を高めているところがすごいんです[6]。

内的妥当性が高い研究とは何でしょうか？ いろんな解説がネットに流

れていますが，結果に影響するような因子が排除されていて，研究の結果
で真実が明らかになるような研究です。例えば研究参加者をランダムに介
入群・対照群に振り分ける場合，人数が増えれば増えるほど身長や体重な
どの平均は両群で揃ってきます。基礎研究とは違い臨床研究はどうしても
参加者の背景がバラバラになりますが，ランダム化をすることで既知の因
子だけでなく未知の因子まで両群の背景が揃い，同じ背景の2群で実験す
ることができるので，正しい結論が出てくることになるのです。

■ RCTの結果は適用できるのか？＝外的妥当性があるのか？

　RCTは内的妥当性こそ高いものの，外的妥当性が低くなる（論文の環境
と現実世界の違いが大きく，結果を適用しづらい）場合があるとされ，こ
の他にも研究期間が短いとかサンプルサイズが小さいなどの問題があげら
れています[7]。詳しく見てみましょう。

RCTの問題点1：研究期間が短い

　RCTでは，治療効果を測定する観察期間を設定します。アウトカムが
3日でわかることもあれば，血圧やコレステロールを下げる治療では数年
観察することもあります。しかし，この期間は「治療効果がどれほど継続
するか」を調べるには短すぎることが多いのです。また，次でも述べるよ
うに，長期投与による副作用の結果をみることもできません。なかには
UKPDSの長期観察研究[8]（2型糖尿病患者を対象に血圧管理の効果の持続
性を調べた）のような研究もありますが，RCTで研究参加者をこんなに長
期間追跡するのはまれなケースです。

RCTの問題点2：サンプルサイズが最小限に抑えられている

　RCTは，プライマリアウトカムという一番大事なアウトカムを調べるた
めに，研究に必要な参加者の人数を先に計算します。また，結果が出た時
点で試験を打ち切りにするなど，研究参加者に害を及ぼさないように配慮
されており，最少の人数で実施するのが基本です。しかし，ごくまれでは
あるけれど深刻な副作用がある薬の場合，その検出には膨大な投与人数が
必要となります。治療効果を調べるためのサンプル数では人数が少なすぎ
てわからないのです。

　つまり，RCTが本来の目的・アウトカムを調べるための条件では，治療

効果をみることしかできず，効果の持続期間や出現頻度の低い副作用を調べるのは不可能ということです。

■ スピロノラクトンを巡る2つの研究

話の具体例として，心不全に対して利尿薬スピロノラクトンの効果を調べた「RALES」という歴史的なRCT[9]と，その後行われた調査研究を紹介します。

RALESは利尿薬の大きな治療効果を示した研究です。この時代，高血圧，脂質代謝異常，糖尿病などの領域で大規模臨床試験が多数発表され，循環器系のエビデンスがどんどん蓄積されました。私は人類が初めて心血管系イベントに立ち向かえるようになっていく感動をEBM仲間と共有しながら，次々と発表されるRCTを読み漁る日々でした。

RALES研究の特徴をPICOにしましょう。紙幅の都合で試験の詳細は割愛しますが，「循環器トライアルデータベース」[10]というWebサイトに日本語の要約が載っています。

P（Patients）：6カ月以内に重篤な心不全（NYHA分類でClass Ⅳ）を発症し，研究参加時点でClass ⅢかⅣの心不全を有する／すでにスピロノラクトン以外の薬物治療を受けている（詳細は論文を参照）／左室駆出率が35%以下

I（Intervention）：スピロノラクトン25mg

C（Comparison）：プラセボ

O（Outcome）：プライマリエンドポイントは死亡（原因を問わない）。セカンダリエンドポイントは，心臓疾患による死亡・入院，これらの発生率の合計，およびNYHA分類の変化

論文ではスピロノラクトン群で死亡率の改善が示されており，生存曲線が明瞭に分かれた大きな効果がみられます（図3）。36カ月間にスピロノラクトン25mg投与群では822名中226名が死亡（27.5%），プラセボ群では841名中314名が死亡（37.3%）という結果でした。これは最近のRCTでは滅多に見ることがない大きな差です。

しかし，スピロノラクトンはカリウム保持性利尿薬であり，カリウムが体に貯まる副作用があります。血中のカリウム濃度がすごく上がると，心停止や危険な不整脈など生命の危険があるのです。

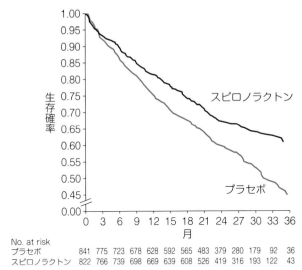

図3 スピロノラクトン投与群とプラセボ群における生存曲線
〔Pitt B, et al：N Engl J Med, 341：709-717, 1999 より〕

　そこで，この研究では副作用として高カリウム血症が調べられましたが，スピロノラクトン群14名（2％），プラセボ群10名（1％）という結果で，統計的にも有意差はありませんでした。スピロノラクトンは，心不全に対してすごく効果があって，かつ高カリウム血症も起こさない優れた薬なんだ！と当時話題になったものです。でも，それは本当だったのでしょうか？

■ RALES 研究の外的妥当性は？

　この試験にエントリーされたのは重度の心不全をもつ人たちでした。すなわち，NYHA分類のClass III（少し動いても苦しい）かIV（休んでいても苦しい）の患者さんです。左室駆出率も参加者平均で25％でした。これは心臓が本来の25％しか血液を送り出せていない状態です。重度の心不全であり，循環器外来や病棟でしかお会いすることのない患者さんたちといってもよいかもしれません。そういう重症の患者さんを対象にすると治療効果も大きく現れる可能性があるので，良い結果を出したいRCTでは病状の重い参加者を絞り込んで極端な設定をしがちなのです。

　重度の心不全患者さんを対象に行ったRALES研究の結果を，軽度な心

不全患者さんの治療にも適用してよいでしょうか？　薬が強すぎるんじゃないか，副作用がもっと強く出るんじゃないかなど，心配になりませんか？　これがRCTの弱点の一つ，外的妥当性の低さです。きちんとデータが集められて，高い内的妥当性があっても，結果を出すための設定をすると日常診療の対象患者から離れてしまうのです。

■ 高カリウム血症は本当に起きないのか？

　本当にスピロノラクトンの処方で高カリウム血症は起きないのでしょうか？　2004年，RALES研究と同じく「New England Journal of Medicine」に，スピロノラクトンの処方件数と高カリウム血症の頻度の変化を調べた論文が発表されました[11]。カナダのオンタリオ州の医薬品処方のデータベースを用いて，1994年1月〜2001年12月までの間，スピロノラクトンの処方と高カリウム血症に伴う入院の数を調べた研究です。対象者は65歳以上ですが，当時のオンタリオ州は1,230万人の人口があったことからデータベースとして非常に大きいことがわかります。

　結果を見ると，1999年にRALES研究が発表されてからスピロノラクトンの処方が急激に増えている様子が見てとれます（図4）。まさにエビデ

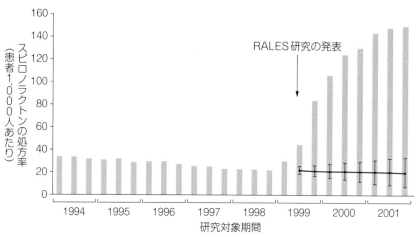

図4　心不全で入院したACE阻害薬投与中の患者におけるスピロノラクトンの処方率（カナダ，オンタリオ州）

〔Juurlink DN, et al：N Engl J Med, 351：543-551, 2004 より〕

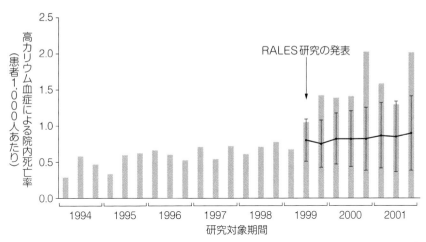

図5 心不全で入院したACE阻害薬投与中の患者において高カリウム血症に関連した院内死亡率

〔Juurlink DN, et al：N Engl J Med, 351：543-551, 2004 より〕

ンスベイスド！ 情報を得てオンタリオ州の処方が変わったんですね。

　ところが，同じ1999年以降，高カリウム血症に関する死亡者数が増えているようですね（図5）。縦軸は患者1,000人あたりの人数ですので，実際の死亡者は1,000人あたり1〜2名増えたというところでしょうか。少ないとはいえ，この増加はRALES研究ではわからなかったように思います。ちなみに，RALES研究の参加人数は1,663名，平均観察期間は24カ月でした。いずれも足りないような気がしませんか？

　この図を見てどう感じますか。高カリウム血症による死亡の増加はスピロノラクトン処方の増加のせいでしょうか？　それとも他の要因があるのでしょうか？　そして，この増加は危険なレベルなのでしょうか？　それとも気にしなくてよいレベルでしょうか？

＊

　この話題は，神戸薬科大学で開催した「Student CASPワークショップ」の教材として提供しました。参加者のみんなで考えた結論は，電子カルテなどのデータベースは「参考程度」の情報じゃないか？ というものでした。カナダの処方データベースがどのようなものかよくわかりませんし，

電子カルテのデータをどのように利用したのかなど，詳しいことは不明です。つまり，データベースの解析研究の場合，内的妥当性がわからないのです。どのような患者さんからどういった経緯で集められたデータなのか？　患者さんは重複したり漏れたりしていないのか？　病名はきちんとつけられているか？　保険や監査のためだけにつけた病名は混じっていないか？　などいろんな疑問が湧いてきますが，論文からは詳細がわかりません。

■ 臨床研究とその他の情報をあわせて考えていこう

　今回は，RALES研究とその後発表された処方データベースに基づく調査研究を紹介しました。なお，後者と同様の研究がスコットランドでも行われ2010年に「BMJ」で報告されていますので，興味のある方はお読みください[12]。文献11とは少し違うデータと違う結果が出ていて興味深いです。

　「New England Journal of Medicine」には臨床研究を取り巻く変化や問題について書かれた "The changing FACE of Clinical Trials" というシリーズがあり，今回のような事例がたくさん紹介されています[13]。このシリーズ，EBMを学ぶ方は一読をお勧めします。今回はその一つ，「医療判断のためのエビデンス：ランダム化比較試験を超えて（筆者訳）」[7]という記事を参考にしました。「ランダム化比較試験を超えて」というタイトルだけあって，他の研究デザインのデータを用いてRCTの欠点を補っている事例が多数記されています。

　エビデンスピラミッドはとても大事な考え方なのですが，適用できる状況が限られています。どんなテーマや課題に対してもRCTを作るということは，テーマという面でもコストの面でも不可能なのです。これは診療ガイドライン作成の現場で常に問題になっていることで，RCTが大量にあるテーマなら，エビデンスピラミッドに沿って吟味し，エビデンスをまとめて推奨文を作ればよいでしょう。近年はガイドライン作成班により，作成手法のGRADE systemやMindsの手法に沿って質的な統合または量的な統合（メタアナリシス）まで行われています。ガイドラインはすごい進化を遂げているのです。

　しかし，エビデンスに乏しい領域がテーマとなる場合は，症例集積研究のような症例報告も使って推奨を作ることになります。こういうときは

テーマを中心に，いまあるエビデンスをフル活用してガイドラインが作られていくのですが，まだまだ考え方・作成手法とも手探りで行われています。逆に言えば，エビデンスの乏しい領域においてどうやって良質な指針を示していくかがこれから一番進化する部分なのかもしれません。

　みやびは電車の車窓から流れる風景をぼんやり見ていた。楽しいEBM合宿も終わり，帰路についたのである。仲間たちも疲れてぐっすり寝ている。2泊3日で延々と論文を読み，プレゼンをしたり馬鹿騒ぎもしたりしてヘトヘトだった。

　みやびの胸にモリモリと不安が湧いていた。エビデンスピラミッドは知っていて，それで十分だと思っていたのに，その先にはもっと次の問題や解決への模索が広がっていた。はたして自分の能力でEBMをきっちり学べるのだろうか。EBMで人の役に立ちたいと思い，勉強にのめり込んでここまで進んできたが，仲間の秀才たちがいとも簡単に難しい論文を読みこなし，統計を理解して進んでいくのを見ていると怖くなるのだ。

　すると，スマホが振動した。みやびが画面を見ると，サケットくんが手を振っている。次の瞬間，サケットくんは消えて画面は文字だけに切り替わった。

「人にできて，きみだけにできないなんてことあるもんか！」

　みやびが好きな，猫型ロボットのセリフだった。みやびはスマホを微笑んで抱きしめた。胸のモリモリが遠ざかっていく。みやびは仲間と同じように目を閉じた。

謝辞　EBM合宿の雰囲気は，南郷栄秀先生（聖母病院総合診療科）が主催するEBM勉強会「pESクラブ」が毎年行っている合宿を思い出しながら書かせていただきました。2022年に20周年を迎えたpESは優れた人材を輩出し続けています。いつも刺激的な指導と勉強会，ありがとうございます。そして20周年，本当におめでとうございます。

🔑 Key Points

🔑 エビデンスの強さを表した「エビデンスピラミッド」はどんなときでも当てはまるわけではない。

🔑 RCTは内的妥当性が高い一方で，外的妥当性（結果を臨床に適用できるか否か）が低くなりがちである。

🔑 RCTは研究期間が短く，サンプルサイズも限られているため，治療効果の持続期間や出現頻度の低い副作用を検証することが難しい。

🔑 エビデンスに乏しい領域ではRCT以外のエビデンスもフル活用して疑問を解決しよう。

【文　献】
1) 福岡敏雄：Mindsに何を求めるのか；使う立場から．日本医療機能評価機構 第9回EBM研究フォーラム，p99，2011（https://minds.jcqhc.or.jp/n/st/pdf/20110205forum.pdf）
2) Alper BS, et al：EBHC pyramid 5.0 for accessing preappraised evidence and guidance. Evid Based Med, 21：123-125, 2016（PMID 27325531）
3) Oxford Centre for Evidence-Based Medicine：OCEBM Levels of Evidence（https://www.cebm.ox.ac.uk/resources/levels-of-evidence/ocebm-levels-of-evidence）
4) Yeh RW, et al；PARACHUTE Investigators：Parachute use to prevent death and major trauma when jumping from aircraft：randomized controlled trial. BMJ, 363：k5094, 2018（PMID 30545967）
5) 総合科学技術会議：ライフイノベーション戦略協議会第4回：ライフ・イノベーション；我が国における革新的医薬品の創出及び再生医療の振興に向けて．2012（https://www8.cao.go.jp/cstp/kyogikai/life/4kai/siryo3-1-2.pdf）
6) 手良向　聡：臨床試験におけるランダム化の意義と限界．計量生物学，41：37-54, 2020
7) Frieden TR：Evidence for health decision making-beyond randomized, controlled trials. N Engl J Med, 377：465-475, 2017（PMID 28767357）
8) Holman RR, et al：Long-term follow-up after tight control of blood pressure in type 2 diabetes. N Engl J Med, 359：1565-1576, 2008（PMID 18784091）
9) Pitt B, et al：The effect of spironolactone on morbidity and mortality in patients with severe heart failure. Randomized Aldactone Evaluation Study Investigators. N Engl J Med, 341：709-717, 1999（PMID 10471456）
10) ライフサイエンス出版：循環器トライアルデータベース®（https://www.ebm-library.jp/circ/trial/doc/c2000008.html）
11) Juurlink DN, et al：Rates of hyperkalemia after publication of the Randomized Aldactone Evaluation Study. N Engl J Med, 351：543-551, 2004（PMID 15295047）
12) Wei L, et al：Spironolactone use and renal toxicity：population based longitudinal analysis. BMJ, 340：c1768, 2010（PMID 20483947）
13) New England Journal of Medicine：The Changing Face of Clinical Trials（https://www.nejm.org/clinical-trials-series）

8 コホート研究はじめの一歩

　今日は，とある大学の一室を利用してEBM勉強会が開かれる。勉強会には誰が参加してもよいので，各学部の学生やさまざまな職種の社会人が参加してくるのだった。

　講師担当は葉室能一。自称，流しのEBM学習者である。
「皆さんこんにちは，葉室能一です！　能一→ノー，葉室→ハームで，ノーハームと呼んでいる学生もいます。EBMを学び，EBMを教えるため全国どこでも出没する，変わり者の医者です。今日はみやびちゃんが作ったPICO生成AIアプリの『サケットくん』から，コホート研究について解説をするように言われてきました。なんでアプリに命令されるのか，さっぱりわかりませんが……。

　細かい話や統計の知識はまったく出さずにコホート研究のお話をしたいと思っています。本格的に知りたい方は疫学の本[a]などを読んでみてください。学ぶうえでやっぱり避けて通れないのが座学です。疫学の本には，定義と実例，コホート研究に使われる統計的手法（オッズなど）が解説されていますので，自分が読みやすいと思う本を見つけてみましょう」

教えてノーハーム先生！

　コホート（cohort）とは，ローマ時代の軍隊の単位です。300〜600人くらいの人数を指したようです[1]。転じて，共通した因子をもち，観察対象となる集団を指します。

　個人について記述するというのは，小説やアニメで行われている「物語」「ナラティブ」です。それに対して「人の集団」に関する物語には，

---

a) 筆者のお勧めは「車谷典男：初・中級者のための読み解く疫学スタンダード．診断と治療社，2019」です。車谷先生は悪性中皮腫とアスベストの因果関係を示された巨人です！

表1　今回の講義で登場する主なコホート研究

（1945年　第二次世界大戦が終結）
1948年　フラミンガム研究開始
1958年　Adventist Health Study 開始
1961年　久山町研究開始
1965年　Honolulu Heart Study 開始
1976年　Nurses' Health Study 開始

さて何があるでしょうか？　私が思う集団の物語の一つがコホート研究であり，「人の集団（コホート）」を，データをとりつつ追跡してイベントを記録していきます。コホート研究では観察を通じて，ある因子を共有する集団内でどんなことがどの程度の頻度で起きるのかを明らかにします。データの解析などによってイベント発生の理由や原因について仮説を立てることができます。仮説，というのが大切です。

　1945年，第二次世界大戦が終わった後，人類は建設的な医学を渇望していたのでしょう，米国のフラミンガム研究を皮切りに，地域住民や特定の職種・宗教的集団を対象にした大規模なコホート研究が世界中で始まりました（表1）。人類のデータがあちこちで報告され始め，現在でも世界各国でコホート研究が行われています。このあたりの歴史については第6回でも紹介しています。

● コホート研究の種類

　ここでコホート研究の種類と，ちょっとだけ解説もしておきます。まずは前向きコホート研究。データを集める基本の型です。ある特徴（因子）を有する多数の人々（地域，宗教，罹患歴など）を追跡し，データを集めます。そして，さまざまなアウトカムに関してコホートを規定する特徴（因子）のない集団のデータと，発生率などを比較するのです。一般にコホート研究といえばこれです。

　続いて後ろ向きコホート研究。時間を遡るということで，後ろ向きという名前がついています。歴史的コホート研究ともよばれています。ある疾患を発症した患者さんの過去を遡って調査するスタイルです。

> 「えーっと。後ろ向きコホートっていうのがよくわからないんですが。後ろ向きにデータを集めるなんてできるんですか？」と，EBM勉強会の部長である三条君から質問が出た。
> 葉室が壇上で頷いて，話を続けた。

　昔，勤務先の病院で，ステロイド投与が胃潰瘍の原因になっているか？という調査を手伝ったことがあります。難治性の出血性胃潰瘍の患者さんがいて，ステロイドが使われていたので，「あ，ステロイド潰瘍だ」と消化器内科全体で思ったのです。「でも，それって本当なの？」と消化器の大先輩が言われたことがきっかけで，若手医師が総動員でステロイド内服患者さん全員のカルテを集め，胃潰瘍がないかどうかを調べることになりました。こういうのが後ろ向きの研究です。これを地域や国単位のすごく大きな人数で実施すると，後ろ向きコホート研究になっていくわけです。

　調査の結果，因果関係は見つかりませんでした。ちなみにその後，「消化性潰瘍診療ガイドライン」で，グルココルチコイドは単独で消化性潰瘍のリスクにならないことが明示されました。どうもNSAIDsの併用では出血がみられるようです。

　ステロイドを投与している患者さんが全員胃カメラをしていたらいいのですが，そんなわけはありませんね。そもそも胃潰瘍に気づかず，胃カメラも受けていない患者さんがたくさんいるかもしれません。前向きコホート研究と違って後ろ向きコホート研究では，データがきちんと取られていたらラッキーです。実際は検査がされていたりされていなかったりするので，後ろ向きコホート研究の質は低いとされています。

> 「この後ろ向き研究，ドラマの刑事や探偵の聞き込み調査みたいね！」とみやびが言うと，みんなもわっと笑った。

● リアルワールドデータもコホート研究

　こうした前向き，後ろ向きコホート研究のほかにコホート研究を利用した研究として，ネステッド症例対照研究，ケースコホート研究というデザ

インがあります。詳しい説明は省きますが，これらはコホート研究を利用して違うスタイルの研究をするものです。コホートのデータを利用するデザインで，せっかく集めた大きなデータを活用するということですね。

> 葉室先生は顔を上げ，みんなのほうを向いて一人ひとりの目を見た。

　個人的な意見ですが，リアルワールドデータ（第6回を参照）もコホート研究の一種だと思っています。例えば電子カルテや処方箋のデータを利用して作られるデータも，コホート研究においてデータを集める手法が変化したものだといえます。

　また，近年ではレジストリ（登録）とよばれるデータベースが登場しました。患者さんのデータを疾患別，目的別などさまざまな観点から登録していく，リアルワールドデータの一種です。国内でも国立がん研究センターのMaster Keyプロジェクト（https://www.ncc.go.jp/jp/ncch/masterkeyproject/index.html）など，多数のレジストリが走り出しています。これも私自身は勝手にコホート研究の亜種だと思っています。集団の物語たるコホート研究は，地域住民に質問票への記入をしてもらいデータを集める古典的なスタイルから多彩な進化を遂げているといえるのではないでしょうか。

　改めて言うと，それがどんな種類であっても，コホート研究を知るということは集団の物語，ナラティブを知ることです。研究のために大事なデータを得るのはもちろんですが，そこには集団とはいえ人間の物語があって，喜怒哀楽や歴史が詰まっています。ただし，小説のように読めばわかるというものではないことが私たちとの距離を作っていますね。そこをどうするか？がコホート研究を学ぶポイントです。

● 今回のポイント：「推しコホート」を作る！

　私は疫学者ではないので，データ解析や細かい研究デザインのお話はしません。楽しむ方法を考えたいと思います。皆さんにはそれぞれ「推し」がいると思います。小説の主人公ですか？　アニメ？　芸能人？

> 自分が好きな本やアニメのことが話題になり教室の空気がざわつきはじめた。

　コホート研究も同じです。コホート自体は集団のデータなので特定の個人がわかるわけではありませんが，コホート研究を引っ張る研究者，研究の背景，コホートの「共通した因子」など，どれもこれも引き込まれるポイントが満載なのです。あちこちに熱い物語が隠れているので，それを知るにつれて「推し」心が湧いてきますよ！

　コホート研究の物語を知るために，コホート研究について書かれた本を読むことをお勧めします。英語の本が多いので難しいかもしれませんが，日本の久山町研究については日本語の本が入手可能です。

■ 久山町研究（福岡県）

　久山町研究について熱い本があるんです！　「剖検率100%の町」[2]。ぜひ手にとって読んでください！　研究者の熱意，協力してくれた保健婦さんの存在，そして町民との直接対話……涙なくして読めません。当時は高価な検査機器がなかったので，死因を知るのは剖検でした。久山町で亡くなった方は，九州大学公衆衛生学教室の先生方が棺桶を担ぎ，山を歩いて越えて大学までご遺体を運んで解剖させていただいたのだそうです。書名のとおり剖検率100%を達成したのもすごいのですが，研究内容が優れていたために，当時何とNIH（米国国立衛生研究所）の研究費をもらって研究をしていました。もうこれだけで読みたくなりませんか？

　久山町研究について僕はこの本から入ったので，町の風景や住民の皆様の空気を（勝手に）感じています。完全に脳内メタバース状態の久山町があるんです！

■ フラミンガム研究（米国）

　フラミンガム研究の本もあります。「世界の心臓を救った町」[3]。フラミンガム研究の熱さに感動すること，間違いありません。フラミンガム研究も米国の人口3万人の小さい町で始まりました。第二次世界大戦で戦勝国となった米国は好景気に湧きましたが，その陰で死因が激変します。20

表2 フラミンガム研究の実績（一部。ほかにもまだある）

- リスクファクター（危険因子）という言葉を作った
- 高齢者は血圧が高めでいい（年齢＋100くらいが妥当と思われていた）という漠然とした常識を覆した
- マルチプルリスクファクター（複合的な危険因子）という概念を提唱した
- 高血圧，高コレステロール血症，肥満が心血管疾患の三大危険因子であることを示した
- コレステロールが冠動脈疾患の発生と関係があることを明らかにした
- 善玉コレステロール（HDL），悪玉コレステロール（LDL）が心血管疾患の予測因子であることを示した
- 喫煙と動脈硬化に強い相関があることを示した（これは先行する研究があるみたいです）
- 女性と男性で心血管疾患の発生には大きな差があることを明らかにした
- ライフスタイルと心血管疾患に関係があることを示した

世紀初頭に死亡率の20％程度だった心血管疾患が，1930年代から死因の第一位になるのです。もし当時の米国に住んでいたら，みるみるうちに町に肥満の人があふれ，周りの人がどんどん心筋梗塞になっていくさまを体験したんだろうと思います。さぞ怖かったでしょう。

　意外なことに，1900年頃までは米国の食生活はかなり野菜が多かったといわれています。それが戦後にご馳走のお肉ばかり食べるようになったんです。さらに車社会になったりファストフードが定着したりしたことの影響も大きいようです。こういった背景のもとでフラミンガム研究は登場し，本当にいろいろな情報をもたらしてくれました。現代の健康常識のかなりの部分を証明してきたのです（表2）。現在の健康常識の大部分はフラミンガムから始まっています。

　米国のフランクリン・ルーズベルト大統領（在任1933〜1945年）は収縮期血圧が250mmHgくらいあり，脳出血で死亡しました。フラミンガム研究以前は高血圧が脳出血や心不全の原因になるということはまだ証明されていませんでした。興味深いことに，ルーズベルト大統領の主治医をしていた医師もその後フラミンガム研究に参加しています。

　フラミンガムの住民は，他の町で診療を受けたりすると「あなたフラミンガムから来たの!?」と，医師から質問攻めにあったりすごく大事に扱われたりすることがあるようです。フラミンガムは現在の医療の大きな基

盤なんですね。まさに米国の誇り！

　フラミンガム研究はオリジナルコホートといわれる最初の集団と，その次の世代の研究，さらに次の世代の研究と3代にわたって追跡されています。何と9割以上の追跡率を誇っているんです。そのため，世界最初の大規模コホート研究なのにどんどん論文が出て，昔のデータの重要性も見直されているようです。例えば，最初の時期のデータではまだ降圧がされていないんですね。薬剤の影響が極めて少ない，放置された高血圧や高コレステロール血症のデータが残されているのです。その解析も進んでいるらしいです。

> 「じゃあ私も，頑張って血圧とコレステロールを下げたら大丈夫なんですよね」と七本松さんが質問する。脂質にどっぷりはまっている看護学生さんだ。
> 「違います！　観察研究で得られたことは，あくまでも「仮説」なんですね。血圧が高いと心血管イベントが起きやすいということと，血圧を下げたらどうなるのかということはまったく違う問題です。ここを間違わないようにしましょう。血圧を下げたらどうなるかを見たいなら，実際に下げたらどうなるかという介入研究が必要です。それがランダム化比較試験の仕事になるんです」

■ Webサイトを探そう

　コホート研究自体のWebサイトを探しましょう。お勧めは国立がん研究センターが推進している多目的コホート研究：JPHC Studyです[4]。この多目的コホート研究は全国11カ所の保健所でデータ収集が行われた，まさに日本人のデータです。1990年から始まったコホート研究で，Webサイトにはがんから循環器疾患までさまざまな疾患のデータが載っています。

> スマホやノートパソコンを操作する静かな音が教室に満ちる。葉室の声が響く。

　久山町研究は戦後から遠くない1961年に始まったので，戦後の栄養状態の悪さや公衆衛生の不備が結果に影響していたかもしれません。しか

し，JPHC Studyは1990年に始まった研究なので，現在の私たちの健康に直結したデータです。タバコはどのくらい体に悪いのか？　胃カメラはしんどいがどれほど意味があるのか？　そうした疑問に対する一つの仮説として，結果が示されています。このWebサイトは本当にすごいので，ぜひ見てみてください。それから久山町研究にも美しいWebサイトがあります（https://www.hisayama.med.kyushu-u.ac.jp）。さらに海外のコホート研究もそれぞれ自前のWebサイトをもっています。英語の勉強にもなりますし，苦手ならブラウザの翻訳サービスで簡単に日本語化できますよ。

● コホート研究への想い

　最初にも言いましたが，コホート研究関係者の語る，集団を対象に研究することの大変さや熱い想い，背景を知るにつれて，そのコホート研究を好きになる感覚が湧いてくるはずです。さらにコホートには当然，共通の因子があります。久山町研究なら「山に囲まれた閉鎖的空間である久山町の住人」が因子です。こういった背景が，人間でいう「個性」にあたります。久山町研究のWebサイトでは，そのコホートの「因子」を詳しく解説しています。読んでいるうちに親しさを感じてくるのです。

　また，コホート研究から生まれた論文などを探すのは大変ですが，Webサイトには実績が一覧にまとめられているものです。簡単に文献を探せるし，タイトルを見るだけでもその研究のぼんやりした姿が浮かび上がってきますのでチェックしてみましょう。

　ちなみに，世界で最初の大規模コホート研究であるフラミンガム研究では，データは図書分類に使うような情報カードに書いて記録され，それを写真に撮ってマイクロフィルムに保存したのだそうです。計算機は手回しで，初めて多変量解析が適用されました。こういうコホート研究の解析にまつわる苦労話にも興味が湧きますね。

> 葉室はノートパソコンを閉じ，みんなに微笑んだ。

　さて，次回は黎明期の古いコホート研究を紹介します。第二次世界大戦直後のコホート研究データは戦争の影響を強く受けているかもしれません

し，医療の状況もいまとはまったく違います。でも，コホートを規定する
「因子」とは何か？を非常にわかりやすく，楽しく理解できます。

● 勉強会の後……

　みやびは自宅でノートパソコンを覗き込んでいた。JPHC StudyのWeb
サイト[4]を見ていたのだ。すると，いつものようにスマホがピカピカ光り
出した。

　お？　くるか？　とみやびも手を止めて眺める……と，そのままスマホ
の画面は消えてしまった。

「って，出てこんのかーい！」

　みやびが突っ込むと，「こっちじゃ！」とスマホではなくノートパソコ
ンの画面でサケットくんが手を振っていた。

「みやーび。勉強しとるか？　お？　コホート研究じゃないか！」

「ちょっとあんた！　勝手にハッキングして入ってくるんじゃないわよ！」

　タッチパネルなので，みやびが画面を指でグリグリすると，サケットく
んのボテ腹がブルブル揺れて面白い。サケットくんはひとしきり画面内を
移動してあちこち見て回ると，みやびを見た。

「お前，コホート研究好きなのか？　だったらコホート作ったらどうだ？」

「は？　私がコホート？」

「必要だったら作ったらいいんじゃ」

「って，どうやったらいいのよ？」

「知らんのじゃ」

「それだからあんたって☆△××★◇！！！！」

　ひとしきりやり取りをしてサケットくんが消えた後，みやびはまたパソ
コンに向き直った。サケットくんとのたわいもない会話だったが，「コ
ホート研究を作る」ということが頭から離れなかった。

🔑 Key Points

💡コホートとは，共通した因子をもち，観察対象となる集団をいう。

💡一般にコホート研究といえば前向きコホート研究を指すが，後ろ向きコホート研究もある。

💡久山町研究，フラミンガム研究など，過去のコホート研究の成果は現在の健康常識に活きている。

💡コホート研究を知ることは，集団の物語・ナラティブを知ること。本やWebサイトから，気になるコホート研究を詳しく調べてみよう。

【文　献】
1）照屋浩司：「コホート」の雑学．民族衛生，74：97-98, 2008
2）祢津加奈子：剖検率100％の町 九州大学久山町研究室との40年．ライフサイエンス出版，2001
3）嶋　康晃：世界の心臓を救った町 フラミンガム研究の55年．ライフサイエンス出版，2004
4）国立がん研究センター がん対策研究所 予防関連プロジェクト：多目的コホート研究（JPHC Study）（https://epi.ncc.go.jp/jphc/index.html）

9 自分の推しコホートを見つけてみよう！

（前回のEBM勉強会の続き）

　勉強会の休憩中，講師の葉室は学生たちと雑談をしていた。学生と話すといつも，チョウやガの幼虫がサナギになり，羽化していく様子が頭に浮かぶ。完全変態の過程で，サナギの中は一度ドロドロに溶け，改めて作り上げられるのだが，葉室は自分が医師になってから溶け切って整形し直したくらい変化したように感じているのだった。学生たちがこれから重ねていくであろう臨床や人生の経験に思いを馳せ，そのまぶしさと影のようにつきまとう不安を感じながら，教卓のノートパソコンを開けた。AIアプリの中にいる「サケットくん」がタイミングよく部屋の電気を暗くすると，教室に光る葉室のメガネが浮き上がる。

「さあ，引き続き，推しのコホート研究を見つけましょう！」

　葉室の授業が始まった。

教えてノーハーム先生！

　私は学生のとき，ホント底抜けに遊んでました。何か勉強しないと！としまいに怖くなって，ある日大学図書館に行ったのです。折りしも無茶苦茶な食生活で体調を壊していたので栄養について知ろうと思って本棚を見ると，「American Journal of Clinical Nutrition」という雑誌が目に止まりました。よし，この雑誌を読んでみようと読み始めたら，それがAdventist Health Study（AHS）という一連のコホート研究の特集号だったのです。私はそれからコホート研究が大好きになりました。

　AHSは，米国のLoma Linda大学がキリスト教の一派であるSeventh day adventist（SDA）の信者を対象に実施したコホート研究で，生活習慣や食事が疾患や死亡率に影響するかどうかを調べたものです。SDAも全

面協力し，どの研究でも多数の参加者を確保しています。最大のAdventist Health Study-2では何と約9万6,000人が参加しているんですね。Loma Linda大学にある解説ページが非常によくまとまっています[1]。

　SDAは1863年に米国で設立されたキリスト教の比較的新しい宗派で，世界中におよそ2,000万人以上の信徒がいるそうです。1863年というと日本では薩英戦争，米国では南北戦争の3年目，そしてアブラハム・リンカーン大統領が奴隷解放宣言をした年です。

　SDAは設立当初から生活習慣が健康，幸福，精神性に影響すると唱えていました。だからアルコール，タバコ，豚肉は禁止，さらに他の肉類，魚，コーヒーや紅茶などカフェインを含む飲み物，精製した食物，辛い調味料やスパイスは避けるよう信者に推奨（強制ではない）しています。さらに定期的な運動も推奨してきました。この「推奨」というのが研究にとっては好都合で，完全な菜食主義者だけでなく部分的な菜食主義者もいるので，参加者の菜食の程度と疾患発生率の相関も調べることができたんですね。コーンフレークなどで有名なケロッグ社も，もともとSDAの初期メンバーだったケロッグ医師が兄弟で立ち上げたシリアルの会社なんです。

　菜食主義って普通にヘルシーなだけと思うかもしれませんが，古代ギリシャからあったものの，はたして健康に良いのかどうかは科学的にわかっていませんでした。そもそも各国で平均寿命の調査ができるようになったのは第二次世界対戦が終わった20世紀半ばからです。いったい何が死亡率に影響するのか，それ以前は厳密にはわかっていませんでした。運動が体に良いというデータも2000年前後からそろい始めたので，健康のために運動する，というのも実は最近の習慣です。ジョギングなんて1970年代後半までほとんど誰もやってなかったんですから！　そう考えると，SDAが19世紀半ばから食事や運動について主張していたのはすごい先見の明だったんです。

Adventist Mortality Study （1958年〜）

　AHSのはじめの研究では22,940人のカリフォルニアのSDA信者が参加し，一般の米国人との死亡率や疾患発生率の違いが調査されました。そして，SDAの男性のほうが6.2年，また女性のほうが3.7年，一般の米国人より長生きするという結果が示されました。また，がんや冠動脈疾患の発症が少ないことも確認されました。

Adventist Health Study-1（1974年〜）

　次のAHS1には，25歳以上の約34,000人のカリフォルニアのSDA信者が参加しました。研究目的は，生活習慣のどの要素が病気の予防に効果的かを調べることでした。結果の一部を抜き出します。

- 赤身と白身の肉の消費が少ない群では，大腸がんの発生が少ない
- 週に数回ナッツを食べる群では，心臓発作のリスクが最大50%少ない
- 1日にコップ5杯以上の水を飲む群では，心臓疾患の発生が50%少ない

　こういう話，どこかで聞いたことはありませんか？　コホート研究の結果は知らない間に健康情報として広まっていることが多いのです。ほかにもたくさんの結果が報告されています。

Adventist Health Study-2（2001〜2007年）

　米国とカナダの約96,000人のSDA信者が参加した研究で，AHS1をより広い範囲で調査するのが目的です。実際，より詳細な影響が調べられています。

　この3本がメインの研究で，さらにAdventist Health Air Pollution Study（1977年〜），Adventist Religion & Health Study（2006〜2007年）という2つのサブ的な研究が行われています。

　研究結果は論文として発表されていますが，Loma Linda大学のWebサイト[1]にPublication Databaseとしてまとめられているので調べるのが楽ですよ。コホート研究のなかでもWebサイトが充実している研究は面白いんです。

　AHSによりいろんな結果が明らかになりましたが，そのうち1つの論文に載った結果を紹介します（図1）[2]。左はAHSに参加した男性，右は女性の平均寿命で，それぞれカリフォルニア住民との差を示しています。縦軸は生存率，横軸は年齢です。AHS群では，カリフォルニアの住民と比べて生存曲線が右にシフトしているのがわかりますね。グラフの下のほうにある線は2群の差と95%信頼区間を示しています。でも，人数が多すぎるせいか信頼区間の幅が狭いですね。数値で示すと，一般的なカリフォルニアの対照群と比べてSDAの男性は平均7.3年，女性は平均4.4年長生きするんだそうです。

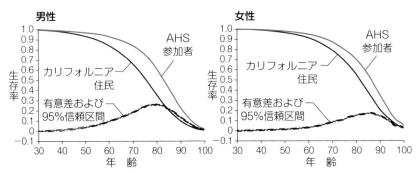

図1 Adventist Health Study（AHS）の参加者とカリフォルニア住民との生存率の比較

〔Fraser GE, et al：Arch Intern Med, 161：1645-1652, 2001より〕

「何か思ったよりも差が小さいなぁ……。みんな100歳くらいまで生きるとか，がんが一切発生しないとか，そんなすんごい効果はないんですか？」と三条君が言った。

「え？　そう？　生活習慣で寿命が違ってくるだけじゃダメってこと？　すごいことだと思うけどなぁ……。AHSや他のコホート研究によって，ライフスタイルと寿命や疾患発生率が相関している可能性が見えてきたんですよ」と，三条君の指摘に葉室が目を白黒させながら答えた。

「ハイッ」とみやびが手を上げる。「私もこの差はすごいと思うけど。だって，私も菜食主義にして定期的に運動したら4.4年長生きするのよね？」

「いや！　みやび，そこはそうじゃないんだよ」と葉室が言った。「前回も言ったけど，観察研究で得られた結果はまだ『仮説』に過ぎないんだ。観察研究の結果はあくまでも，SDAの生活をしていた米国やカナダの人が一般人よりも平均寿命が長かったという事実を表しているだけ。みやびがいまからSDAのライフスタイルを真似ても同じ結果になるとは限らないんだよ。それを知るためにはランダム化比較試験（RCT）が必要なんだ」

「え〜。じゃあ，焼肉は続けようかな……」

　教室が笑いに包まれた。

● ハーバード大学が誇る2大コホート研究

さて，次は医師を対象にしたHealth Professionals Follow-Up Study（HPFS）と，看護師を対象にしたNurses' Health Study（NHS）を紹介します。これは米国の医師と看護師を対象に行った兄姉のようなペアのコホート研究です。医師，看護師というのがこれらのコホート研究の「共通因子」なのです。2つともハーバード大学公衆衛生学が主催した研究です。いずれも多数の論文が出ている巨大なコホート研究で，Webサイトも素敵ですのでぜひ見てみましょう[3),4)]。

ちなみに，NHSと同様の研究が日本でもJNHSとして行われていてWebサイトもあります[5)]。論文は英語ですが，これも翻訳して読んでしまいましょう！

■ NHSの特徴

NHSは女性における主要な慢性疾患の危険因子に関する観察研究です。これは人類史上最人級の研究の一つなんです。もとは1976年に行われた看護師の健康調査から始まって，現在も第三世代の研究として続けられています。参加者の総数は何と27万人以上！　いま世間で常識になっている健康情報のかなりの部分がNHSの成果だといっても過言ではありません。質問票に答えるだけでなく，血液や場合によっては足の爪まで参加者にサンプル提供を求めるという，すごい調査を実施しています。

NHSの参加者数を表1に示します。看護師であれば参加できる研究なので，共通因子が明確かつそれなりに広い対象者であり，医療者だから参加のモチベーションが良好……素晴らしいセッティングですね。

表1　Nurses' Health Study（NHS）の登録者数

	開始年	主任研究者	登録者数
Nurses' Health Study	1976	Frank Speizer	121,700人
Nurses' Health Study 2	1989	Walter Willett	116,430人
Nurses' Health Study 3	2010	Jorge Chavarro	目標100,000人

〔Harvard T.H. Chan School of public health：Nurses' Health Study 3 ramps up its recruiting efforts（https://www.hsph.harvard.edu/news/features/nurses-health-study-3-ramps-up-its-recruiting-efforts/）を参考に作成〕

■ HPFSの特徴

一方のHPFSは，NHSが成功を収めた後1986年に始まった研究です。対象は男性医師で，目的は男性の健康に影響する因子を調べたり危険因子を評価したりすることです。HPFSはNHSの結果を補完するようにも作られていて，規模としては小さめですが，最終的に51,529人の男性医師をフォローアップした巨大なコホート研究です！

まず質問票の調査があり，その後採血・組織のサンプルの収集があり，前立腺がんの原因遺伝子の調査も行われています。通常の質問票の調査に加え，遺伝子や生化学的な調査も行われたのがNHSとHPFSのすごいところ。フォローアップ率は何と90％に上り，1991年，1997年，2003年にデータが更新され追跡調査が行われています。HPFSのWebサイト[4]にあるPublication & Newslettersのページに進むと大量の実績が載っています。タイトルを見ると，やはり遺伝子や化学物質など基礎的な調査が非常に多いのが特徴です。

● 運動と死亡率の関係を明らかに

NHSの業績のうち，思い出に残る論文を紹介します。身体活動量と死亡率はどう関係するのかという論文です[6]。結果を抜粋して表2に示しましたが，僕は初めてこの結果を見たとき，しゃべれなくなるくらいの衝撃を受けました。運動が多い人は心血管疾患による死亡が少ないというのは

表2 身体活動量と死亡リスクの関連性

週あたりの運動時間	心血管疾患による死亡	がんによる死亡
1時間以下	1.0	1.0
1〜1.9時間	0.8（0.68〜0.96）	0.92（0.83〜1.02）
2〜3.9時間	0.74（0.62〜0.88）	0.85（0.76〜0.94）
4〜6.9時間	0.62（0.55〜0.77）	0.95（0.85〜1.07）
7時間以上	0.69（0.49〜0.97）	0.87（0.33〜0.64）

〔Gregg EW, et al：Study of Osteoporotic Fractures Research Group：JAMA, 289：2379-2386, 2003 を参考に作成〕

直感的にわかりますが，なぜがんによる死亡まで少ないのでしょうか？
運動したら，がんがつぶされて減っていくのでしょうか？　あるいは，が
んもなくて元気だから運動できるのでしょうか？　いずれにせよ，この表
から，運動が増えると反比例して死亡率が下がっているのがすごいですね！

> 「じゃあ，やっぱり焼肉をやめてメチャクチャ運動したら私も死ななく
> なるんじゃないですか？　はい，今日から焼肉中止〜」とみやびが言う。
> 「だからぁ……。運動をしている人を調べたらこういう結果だったん
> です。運動をしたら死亡が減ることを確認するにはRCTがいるん
> だってば！」と葉室が言った。
> 「先生！　他のコホート研究はないんですか？」と看護学生の七本松
> さんから質問が飛んだ。
> 「はい！　もちろん前回紹介したフラミンガム研究[7]は極めて大切で
> す。ほかにも，女性を集めたWomen's Health Study[8]や，ホノルルに
> 移住した日本人と米国人のデータを比較したHonolulu-Heart Study[9]
> があります。
> 　英国だと医師を対象にしたBritish Doctors Study[10]，ロンドンの
> 官庁街ホワイトホールの参加者を対象にしたWhitehall Study[11]があ
> ります。日本なら前回紹介した久山町研究[12]が大事ですね。日本の
> 大規模コホート研究を紹介するWebサイトもあります[13]。
> 　それに，時代がついてこれずに芽が出なかった大規模コホート研究
> もあるんです。Build and Blood Pressure Study[14]やSeven Countries
> Study[15]とか」
> 「先生！　薬剤師のコホートはないんどすか？」京都弁で薬学生の富
> 小路さんが質問した。
> 「実は不思議なことに，薬剤師コホートは見たことがありません。で
> もね，最近は『患者レジストリ』という用語があちこちで聞かれるよう
> になっています。患者さんや対象者を登録し，データを活用して医療
> に応用していくための活動です。準備をしっかりすれば皆さんもレジ
> ストリを作れるのです。面白いところだと，National Weight Control
> Registry[16]というレジストリでは，ダイエットに成功した人が基準

をクリアしていると登録できて，その方法や効果についてデータを
とっているんです。この研究は米国のとある病院が主催している在野
のデータベースです。だから私たちもレジストリを作れるかもしれま
せんよ！　みんなで薬剤師のレジストリ，作ってみますか！」

● エピローグ

　葉室の話が終わり，勉強会メンバーもめいめい話しながら帰り支度を始
めたとき，あっ！　と葉室がノートパソコンから顔を上げて，慌てた様子
で質問した。
「聞くの忘れてた！　みんな！　人類への愛，芽生えたかい？」
　勉強会の様子を，遠く離れたとある部屋で大学の図書館司書の鴨川ユミ
さんが眺めていた。どうやらサケットくんが勉強会の様子を中継してい
る。鴨川さんは，みやびの作ったサケットくんを自由にしゃべれるように
進化させた謎の組織のメンバー（第5回参照）。部屋には複数の3Dサケッ
トくんがウロウロしていて，ほかにも数人の大人がいる。サケットくんを
プログラムした組織の会合が行われているようだ。
「うふ！　愛が芽生えたかですって!?　葉室先生，なに尋ねてるのよ，ほん
と。メンバーが口開けてるじゃないの。でも，こんな話を聞いていた若者が
将来新しいレジストリを作ったりして新しい医療を支えていくんでしょうね」
　勉強会の状況を眺めながら微笑んだ。部屋にいる他の謎のメンバーもに
こやかに談笑している。
「コホート研究のサイトを翻訳していっぱい見ておくのはいい勉強です
ね！　健康常識がコホート研究によって作られているのがわかりますから」
「これだけデータを集められるようになって，解析も簡単にできるように
なって……。人類は有史以来，初めての時間を過ごしているんですよねぇ」
　サケットくんに息を吹き込んだ謎の組織も，EBM勉強会に大満足の様
子であった。

🔑 Key Points

💡Adventist Health Study（AHS）は，生活習慣や食事が疾患や死亡率に影響するかを調べたコホート研究。いまでは当たり前になっているような知見が数多く得られた。

💡Nurses' Health Study（NHS）は看護師を対象としたコホート研究で，身体活動量と死亡率の関連性をはじめ，現在の健康常識につながる多くの結果を明らかにした。

💡この他にも国内外でさまざまなコホート研究が行われている。気になるコホート研究を見つけてみよう。

【文　献】
1) Adventist Health Study（https://adventisthealthstudy.org/）
2) Fraser GE, et al：Ten years of life：Is it a matter of choice? Arch Intern Med, 161：1645-1652, 2001（PMID 11434797）
3) Nurses' Health Study（https://nurseshealthstudy.org/）
4) Harvard T.H. Chan School of public health：Health Professionals Follow-Up Study（https://www.hsph.harvard.edu/hpfs/）
5) 日本ナースヘルス研究（JNHS）（https://https://plaza.umin.ac.jp/~jnhs/）
6) Gregg EW, et al：Study of Osteoporotic Fractures Research Group：Relationship of changes in physical activity and mortality among older women. JAMA, 289：2379-2386, 2003（PMID 12746361）
7) Framingham Heart Study（https://www.framinghamheartstudy.org/）
8) Brigham and Women's Hospital：Women's Health Study（https://whs.bwh.harvard.edu/）
9) Honolulu-Heart Study（http://www.epi.umn.edu/cvdepi/study-synopsis/honolulu-heart-study/）
10) Oxford Population Health：British Doctors Study（https://www.ctsu.ox.ac.uk/research/british-doctors-study）
11) University College London：Whitehall II（https://www.ucl.ac.uk/epidemiology-health-care/research/epidemiology-and-public-health/research/whitehall-ii）
12) 九州大学：久山町研究（https://www.hisayama.med.kyushu-u.ac.jp/）
13) 日本疫学会：日本の大規模コホート研究（https://jeaweb.jp/activities/cohort/index.html）
14) Build and Blood Pressure Study, 1959. Volume 1. JAMA, 172：633, 1960
15) Seven Countries Study（https://www.sevencountriesstudy.com/）
16) National Weight Control Registry（http://www.nwcr.ws/）

10 ランドマーク論文を読もう

● 病気は怖いが，薬も飲みたくない

　高台寺さんは困っていた。1週間前から血圧が下がらないのだ。
（病院に行ったらいいのかな……。でも待ち時間が長いから散髪に行けな
くなるよな。親父もお袋も脳卒中になっちまったけど，血圧が高かったか
らなぁ。でもお袋は，血圧の薬を飲み始めてすぐに倒れたから，薬のせい
かもしれない。だけど血圧が高いのも怖いな……）

　考えていることがそのままブツブツと独り言になって漏れる。でも，そ
んなことは誰も注意しないし，本人も気にもしない。奥さんは10年前に
亡くなり，子どもも巣立って一人暮らしなので無頓着なのだ。

　意を決して，高台寺さんはいつもの薬局に向かった。薬局のスタッフが
優しいので頼りにしている。薬局に着き，つい嬉しくて笑いながら入る
と，まるで知らない若い女の子がすごい勢いで立ち上がった。で，でかい
……圧が強い。

「あ，ああ……こんにちは」

　高台寺さんの笑顔が曇る。やれやれ，いつものお気に入りの薬剤師さん
じゃない。でも仕方ない。今日は誰でもいいや。

「あの，血圧が下がらないんだよ。1週間ほど，上が200mmHgくらいあ
るんだけど……」

「はい！　それは大変ですね」

　でっかい女の子が，ニコニコしながらでっかい声で返事をする。いや，
笑顔で返されても困るんだぁ……。

＊

　この日，みやびはその薬局に受付のアルバイトに来ていた。EBMで人
を助けたいというみやびの一言にいたく感心した薬局の店長が，自分の薬

局で働けるように計らってくれたのだ。薬局は賑やかな下町の一角にあり，会社や工場はないが市場や商店街があり，昼も人通りが絶えなかった。スタッフはみやびにいろいろと親切に教えてくれる。彼女も「EBMはともかく，何か役に立とう！」と意気込んでいた，そこに高台寺さんがやってきたのだった。

　飛び上がるように立ち上がったみやび（身長170cmで筋トレ好き）に，高台寺さんはカバンから錠剤を出して並べて見せた。7〜8種類はあるだろうか。

「血圧の薬はたくさん持ってるんだよ。でも，どれを飲むのがいいのかわからんから飲んでないんだ」

「え？　降圧薬，飲んでないの……ですか？」

　薬剤師の竹内さんもカウンターから出てきて，ニコニコと参加してきた。高台寺さんは延々と話し続けた。血圧のこと，脳卒中のこと，親の介護のこと。たっぷり話すと時計を見て，「忙しいから帰るわ。次に来るまでに一番いい血圧の薬，教えてくれよ！」と，ぷいっと帰っていった。

　と思ったら，引き返してきて「相手してくれたお礼だ」と，袋いっぱいの駄菓子をくれた。

●Step 1：疑問を定式化する

「高血圧は怖いけど，薬は飲みたくないっていう人がいるんですね」

　仕事が終わり，みんなでお菓子をバクバク食べながら今日の話をしていた。

「高台寺さんは自分のことを『血圧おじさん』っていうくらい，血圧の相談が多いのよ。お母さんが降圧薬を飲み始めてすぐに脳卒中になってしまったから，薬も怖いし脳卒中も怖いのよ」

　竹内さんがEBMの5 Step（p.10）に沿ってPICOを書き出した。竹内さんはEBMに造詣が深い。

> 血圧おじさん・高台寺さんのPICO
>
> P (Patient 患者)：70歳男性，高血圧，自覚症状はない，薬への不信感が
> 　　　　　　　　　強いが脳卒中も怖い
> I (Intervention 介入)：降圧薬を飲む
> C (Comparison 比較対照)：降圧薬を飲まない
> O (Outcome アウトカム)：降圧の達成，脳卒中の回避，不安の解消

「不安の中身は薬の副作用に対するものと疾患に対するものですね。降圧薬として，副作用が少ないことと，脳卒中の発症予防効果が明確にわかることが求められますね！」

「あらみやびちゃん，やるわね！」

　すると，みやびのスマホが振動して飛び上がった。

「お，サケットくん！」

　みやびがスマホの画面を開くと画面がまぶしく光った次の瞬間，サケットくんが立体化して現れた。

「PICOの話ならワシを呼ばんかい！　この薄情者！」

　サケットくんを見て竹内さんが寄ってきた。

「あ，これがサケットくん？　す，すごいわね。ホントにみやびちゃんが作ったの？」

「あ，いや，もともと私が作ったのは全然違うアプリだったんですが……」

● 2つのPICOを比較してみる

「血圧の話題じゃな，みやび！　そもそも最初にこのアプリに来た相談は，担当患者さんの血圧が下がらないという医師の悩みじゃった。懐かしいな！」

「あ，そうだ……最初は血圧の話だったね」(p.11)

「そのときの内容を再現しよう。どうじゃ。高台寺さんのPICOと以前の相談のPICOでどこが違うかな？」

サケットくんに最初に届いた相談（第2回，p.11）

「えー……血圧がうまくコントロールできなくて困っている患者さんがいます。Ca拮抗薬を処方したら血圧が下がりすぎて，ふらつくようになって内服してくれませんでした。内服を変えようと思ったんですが，そもそもCa拮抗薬ってたくさんあって，血圧なのか，狭心症なのか，脈を抑えるのか……もう使い分けがわからないです。別系統の薬に変えようと思うんですが，ARB，β遮断薬，何がよいのか。患者さんも僕もすごく困っていて，べぶっ……」

P：高血圧の患者　Ca拮抗薬で血圧が下がりすぎ

I：ARBに変更する

C：Ca拮抗薬を継続する

O：副作用　低血圧　めまい　ふらつき

「なるほど。患者さんの相談を比べるときって，PICOで比べるとわかりやすいわね」とみやびが言った。

「そうじゃ。PICOをよーく見比べてごらん……何か気づかんか？」

　サケットくんのおでこに「17」の数字が表示され，カウントダウンが始まる。

「2人とも全然違う相談だから，P：Patient（患者）はまったく違うわね。I：Intervention（介入）とC：Comparison（比較対照）は高台寺さんだと，I：降圧薬を飲むか，C：飲まないかね。薬の種類を変えたり用量を変えたりするとすごい数のバリエーションになるけど，言ってみれば2つのPICOともIとCは降圧薬の内服方法を比較しているようなもので，その違いは本質ではないのかもしれない。それよりも2つの相談でOutcomeがものすごく違うから……。私たちはPとOを悩んで，患者さんはOについて悩んでいるだけなのかもしれないわね」と竹内さんが言った。

「そうですよね。高血圧治療は使う薬剤もしっかり決まっているし，薬剤選択のほかに違うのは多少の用量変更くらいで，あとは服薬指導や塩分制限くらいですもんね。Pはもちろん患者さんごとにバラバラで，Oもまったく違いますね」

　みやびと薬局のスタッフは，ひとしきりそんなことを話し合った。

　確かに，降圧治療はアウトカムが非常に多彩だ。真のエンドポイントと

しては，死亡や脳卒中，心血管疾患の発症，さらに心不全，腎不全といった重い疾患の発症などがあげられる。加えて代理エンドポイントとして，血圧の値，自覚症状（頭痛，ふらつき，倦怠感など），患者の満足度や不安，服薬指導の効果といったことも大事になる。

　それに対して，IとCの2群は薬剤を入れ替えて考えることがほとんどである。

「こういう治療法が確立されている問題について患者さんと話すときは，医療者はアウトカムにポイントを置いて考えてもいいわね！　たとえ血圧が下がっても患者さんの不満が強かったら意味がないもんね」と竹内さんが言った。

「満足いくかどうかって，薬の効果で血圧コントロールが良好になることだけじゃなくて，医療者のサポートにかかってますよね！」

「ギク！　す，するどい！」

　みやびが笑いながら言ったことが竹内さんに刺さったようだ。

「ふむふむ。なかなかいい感じじゃないか。それじゃあ，高血圧治療のランドマークになるようなすごい論文を1本読んでおこう！　ランドマーク論文っていうのは，その分野で大きな座標になるようなデータを残した論文のことじゃ[1]。血圧についてはいろいろな論文があるが，今日は人類最大のランダム化比較試験（RCT），ALLHAT研究を読んでおくのじゃ！じゃあ，この後はノーハームこと葉室に授業してもらおう！」

「サケットくんは最近なんで教えてくれないの？」

「う，うむ。どうも登場してから教えすぎたらしくてな。EBMの世界では，チューターは教えてはいけないというルールがあるのじゃ。それを無視して教えてたら，次からペナルティだって怒られたんじゃよ。消されたりしたら嫌だなぁ……」

「え？　EBMを教えるのに，教えちゃダメなの？」

「EBMでは，教えるのではなく，学習者が主体的に考えることを何より大事にしているんじゃよ」

　みやびはキツネにつままれたような気持ちになった。EBMを伝えにきたアプリなのに，教えちゃいけないって？

教えてノーハーム先生！

ついにALLHAT[2]を読む日が来ましたね！ これは人類史上最大の4万人が参加したRCTなんです。参加者は北米とプエルトリコで集められました。論文は22ページある大作です。おそらく今後もこれより大きいRCTは作られないでしょう。

ALLHATは冠動脈疾患のリスクのある高血圧患者において，どの降圧薬による治療が冠動脈心疾患や心血管疾患を抑制するかを検討した試験です。介入はACE阻害薬，サイアザイド系利尿薬，Ca拮抗薬，そしてα遮断薬の4種類でした。しかし，α遮断薬は途中で心不全の発症者が非常に多いことがわかり，この群だけ打ち切りになっています（その後，α遮断薬は診療ガイドラインからも外れ，高血圧の治療薬としてはほとんど使われなくなりました）。最終的に3つの群が残り，33,357名のデータが報告されました。

■ 参加者が多いのにはワケがある

なぜこれほど参加者＝サンプルサイズが大きい研究になったのでしょうか？ 4群比較であることが一つの理由ですが，比較する介入が増えるとどうしても人数が増えるという事情もあります。また，対象者にも理由があります。ALLHATの対象者はこうです。

- 55歳以上の男女
- 慢性心疾患の危険因子を少なくとも1つ有する高血圧患者
- 危険因子：6カ月以内の心筋梗塞，脳卒中，左心室肥大，2型糖尿病，喫煙者，HDLコレステロール低値，他の動脈硬化性疾患，症候性心不全など

実際に集められた患者さんの2〜3割がこれらの危険因子をもっていて，BMIが平均約29％と肥満もありました。基礎疾患が多彩で，多様な因子をもった人たちを対象にしているんですね。

「それのどこが4万人につながるんですか？」
竹内さんが手をあげた。

「あんたはどう思うんじゃ？」とサケットくんが問い返した。質問に対して質問で返す「質問返し」の技を使っている。EBMチューターの技術だなぁとみやびは思った。

「うーん，みんなが各々バラバラの病気を発症する因子があると，降圧薬の効果がわかりにくいように思うんです。人によって心筋梗塞を起こしたり腎不全を発症したりとなると，何だか評価が難しそうですよね」

「確かに，心筋梗塞の予防効果を調べたいなら，心筋梗塞のリスクが高い患者さんだけ選ぶようにすればサンプルサイズも小さくて済む気がしますね」

みやびがそう言うと，葉室が大きくうなずいた。

「そうなんです。ALLHATはさまざまな背景の患者さんが参加するので，結果が出にくい設定なんです。不利なわけですね。では逆に，メリットは何でしょうか？」

みんながうーん……と腕を組んで考え込む。

「まぁ，患者さんの雰囲気はうちの薬局っぽいですけどね。いろんな病気の人が通っていて。高台寺さんも確か心不全があったから，ALLHATの参加条件を満たしているし」

「あ，そっか。臨床の現場に近いセッティングなんですね！」

「そうですそうです。さあ，それではStep 3の『論文の吟味』をしてみましょう！」

竹内さんとみやびは，葉室と一緒にALLHATを吟味した（筆者注：紙幅の関係でALLHATの詳しい検討は割愛します。さまざまな手がかり[3),4)]があるので見てみてください！）。

■ ALLHATの結果は？

さあ，結果を見てみましょう！　まずプライマリアウトカム（致死的な冠動脈疾患と致命的ではない心筋梗塞の合計）ですが，3群でほとんど差がないのがわかるでしょうか（図1）。死亡率についてもほとんど差がありませんね（図2）。次に脳卒中ですが，これは差が出ました（図3）。

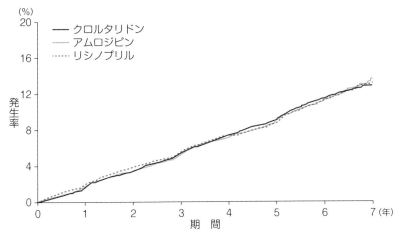

図1 3群間のプライマリアウトカム（致死的冠動脈疾患または致死的でな
い心筋梗塞）の比較

〔ALLHAT Officers and Coordinators for the ALLHAT Collaborative Research Group. The
Antihypertensive and Lipid-Lowering Treatment to Prevent Heart Attack Trial：JAMA, 288：
2981-2997, 2002 より〕

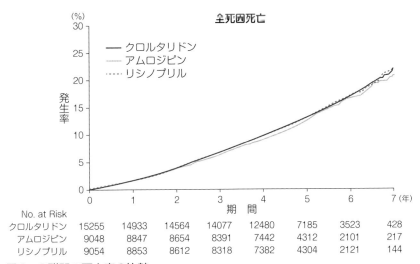

図2 3群間の死亡率の比較

〔ALLHAT Officers and Coordinators for the ALLHAT Collaborative Research Group. The
Antihypertensive and Lipid-Lowering Treatment to Prevent Heart Attack Trial：JAMA, 288：
2981-2997, 2002 より〕

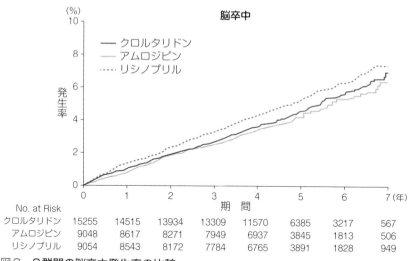

図3 3群間の脳卒中発生率の比較

〔ALLHAT Officers and Coordinators for the ALLHAT Collaborative Research Group. The Antihypertensive and Lipid-Lowering Treatment to Prevent Heart Attack Trial：JAMA, 288：2981-2997, 2002 より〕

①Ca拮抗薬（アムロジピン），②サイアザイド系利尿薬（クロルタリドン），③ACE阻害薬（リシノプリル）の順にイベント発生率がわずかに低いことがわかりますね。

　心不全の発生率は，①サイアザイド系利尿薬（クロルタリドン），②ACE阻害薬（リシノプリル），③Ca拮抗薬（アムロジピン）の順にイベント発生率がわずかに低いのが見てとれます（図4）。論文にはより詳しく統計的有意差などが書かれていますが，ここではアブストラクトに書かれた結果を要約しておきます。

　それによると，この研究の平均追跡期間は4.9年でした。上述したプライマリアウトカムは2,956人の参加者で発生し，治療群間で差はありませんでした。クロルタリドン（6年のアウトカム発生率11.5%）と比べたときの相対リスク（RR）は，アムロジピンで0.98（95%CI 0.90〜1.07），リシノプリルで0.99（95%CI 0.91〜1.08）でした（表1）。同様に，全死因死亡率はグループ間で差がありませんでした。

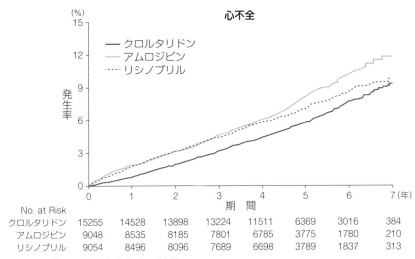

図4 3群間の心不全発生率の比較

〔ALLHAT Officers and Coordinators for the ALLHAT Collaborative Research Group. The Antihypertensive and Lipid-Lowering Treatment to Prevent Heart Attack Trial：JAMA, 288： 2981-2997, 2002 より〕

表1 ALLHAT研究のアウトカムのまとめ

6年間でのアウトカム発生率	アムロジピン（Ca拮抗薬）	クロルタリドン（サイアザイド系利尿薬）	相対リスクと95%信頼区間
プライマリアウトカム	11.3%	11.5%	0.98：0.90〜1.07
心不全	10.2%	7.7%	1.38：1.25〜1.52

6年間でのアウトカム発生率	リシノプリル（ACE阻害薬）	クロルタリドン（サイアザイド系利尿薬）	相対リスクと95%信頼区間
プライマリアウトカム	11.4%	11.5%	0.99：0.91〜1.08
冠動脈疾患の複合	33.3%	30.9%	1.10：1.05〜1.16
脳卒中	6.3%	5.6%	1.15：1.02〜1.30
心不全	8.7%	7.7%	1.19：1.07〜1.31

「差があるのはわかるんですけど……特に図2の死亡率の差，ちっさくないですか？」

みやびには解せなかった。薬が違うのにこんなに差が小さいなんて！ そもそも高血圧を治療したら，脳梗塞や心不全がゼロになると思っていたのに！ 薬ごとにすごく違うと思っていたのに！

● Step 4：結果を臨床に適用する

「でも……これ確かに高台寺さんへの説明に使えるかも」と竹内さんはつぶやいた。

「だって，差が小さいっていうことなら，どの薬も使えるわけよね。特に死亡率に差がないのは，ちょっと安心できるよね。サイアザイド系利尿薬がとにかく一番優秀なデータだから，利尿薬から使ったり補助的に追加したりするのが大事なんじゃないかなぁ」

「高台寺さんに利尿薬推しですか!?」

「どの薬も効いているんだから，あまり違わない2つの薬は両方とも選択肢になるんじゃない？ ただ，利尿薬を使えたらいいけど，耐糖能異常が現れることもあるし，尿量が増えるし，夏場は脱水も心配だからねぇ。代わりの薬が使えると，すごく助かるんじゃないかな」

勉強会は，楽しく熱く，遅くまで続いた。

＊

夜，みやびは下宿でゴロゴロしながらサケットくんを立ち上げた。みやびと話すとき，サケットくんは普通に画面の中にいる。

「今日はStep 2の文献検索をしなかったよね？ PICOを立てたら，まず検索するんじゃないの？」

「うむうむ。もちろん文献検索をするのは大事なんじゃが，今日の話題であればALLHAT研究から始めるのがよいと思われるからまず紹介したのじゃ。こういう手法をPaper-Based Learning（論文中心学習でしょうか?? by筆者）って呼ぶ人もおる。良い論文は，本当に臨床の疑問をどんどん解決してくれるのじゃよ。自分の疑問に沿って学ぶだけじゃなく，論文に

沿って学んでいくこともまたあるんじゃ。それに，PICO を立てて検索しようとしても，ALLHAT は古い論文だから，違う論文がゴマンと引っかかって埋もれて見つからんのだ。そういう意味でも，時代とともに活躍した論文たちを知っておいて，時には古くても良い論文を読んでいくことも大事じゃよ。

　ALLHAT は，読んでみたら降圧の疑問にさまざまな解答を与えてくれる素晴らしい論文じゃ。まさにランドマーク論文じゃよ。医療者は誰もが何らかのテーマと取り組むことになる。今日は血圧に取り組んだわけじゃ。おまえも血圧の論文を多数読んでいくと，知識が体系づけられていくのを感じるじゃろう。その体系を木に例えれば，ALLHAT は木の幹じゃ。枝や葉として，さまざまな別の論文がついていくのだ。いわば論文の歴史を構築するわけじゃ。

　降圧治療ではほかにも HYVET 研究，SPRINT 研究などがランドマーク研究だと思うぞ！　あ，もちろんおまえが読んで自分との相性で決めていくのだが……」

　サケットくんがいよいよ熱く語り始めたそのとき，おでこに「教えすぎ〜！　レッドカード！」という赤い文字が浮き出て，サケットくんが残念そうな顔でフリーズした。さてはナゾの組織だな！

「あ，ごめんごめん。質問しすぎたわ！　ごめんね，サケットくん！」

　みやびは舌を出しながらスマホを閉じた。

🔑 Key Points

> 🔑ALLHAT 研究は現時点で人類最大の RCT。高血圧治療のランドマーク論文といえる。
>
> 🔑ALLHAT 研究において，プライマリアウトカムや死亡率については 3 群間で有意差はなかった。一方，脳卒中と心不全の発生率は差がみられた。
>
> 🔑論文の結果をどうやったら臨床に還元できるかを常に考えよう。

【文　献】
1）野村英樹，他：臨床医による臨床医のための本当はやさしい臨床統計；一流論文に使われる統計手法はこれだ！　中山書店，2005

2) ALLHAT Officers and Coordinators for the ALLHAT Collaborative Research Group. The Antihypertensive and Lipid-Lowering Treatment to Prevent Heart Attack Trial：Major outcomes in high-risk hypertensive patients randomized to angiotensin-converting enzyme inhibitor or calcium channel blocker vs diuretic：The Antihypertensive and Lipid-Lowering Treatment to Prevent Heart Attack Trial（ALLHAT）. JAMA, 288：2981-2997, 2002（PMID 12479763）
3) 循環器トライアルデータベース：ALLHAT（https://www.ebm-library.jp/circ/trial/doc/c2000130.html）
4) 植田真一郎：ALLHAT研究の解釈. 臨床薬理, 34：60-61, 2003

Column! 基礎研究と臨床研究の違いを考えよう！

葉室「いやー，僕も長年，何百回とEBM勉強会，ワークショップを開催してきて，薬学系の先生方ともたくさんお話をしてきたんだよね。でも，薬剤師さんって臨床研究を苦手にされている先生が結構いるんだよ」

みやび「え？　でも薬剤師さんって優秀じゃん？　いつものランダム化比較試験とかコホート研究の論文を読むんでしょ？　なんで苦手なの？」

「ちょっと臨床研究と基礎研究の違いをまとめてみよう」

	臨床研究	基礎研究
サンプルの偏り	参加者の個体差が大	動物や細胞の違い小
追跡	脱落がないように管理が必要	脱落を防ぐ必要ない
バイアス対策	ランダム化・ブラインドが必要	ばらつきはないため基本的に不要
COIの影響	金銭的COI	アカデミックCOI
倫理的問題	人間が対象	人間が対象ではない

COI：利益相反（conflict of interest）

「確かに，随分と違うのねぇ」

「臨床研究の吟味は，つまり結果に影響する『バイアス』を見極めることなんだよ。研究対象の患者さんたちは一人として同じ人はいないでしょ？　性別も違う，性格も違う，体格も，食べるものも，運動量も，

民族も違えば遺伝子も異なるわけ。だから『ランダム化』をして，各自の背景をばらつかせて，結果に影響を及ぼさないようにしているんだよね。個体差を振り分けて，影響を相殺する感じかな。その際はブロック法や層別化といった技術を用いてランダムに振り分けるけど，ある程度手を入れて，研究に必要な程度は揃えるわけなんだ」

「そういえば，もともとフィッシャー先生も，農地の区画をランダムに振り分けたのが始まりよね。サンプルによって，ランダム化が必要な特性があるのかもしれないわね」

「お！ みやびちゃん，鋭いね。それと，人間は自由なのです。臨床研究に参加するのも断るのも自由。約束の診察日に来てくれる人もいれば，気が変わってこない人もいるでしょう。人は自由なのですから当然です！ でも，フォローアップのために研究者が外来予約をしたり，連絡をとったり，場合によっては家を訪問したりするのは許してもらわないといけません。そう，『追跡』が必要なんだよね」

「なるほど，かなりわかってきたわ。基礎研究ってまったく違うセッティングなのね。動物実験では同じ背景の動物を選んで，個体差が小さいように揃えるって聞いたことがあるわ。細胞実験でも，使う細胞が同じ株からのクローンだから遺伝子まで揃っているって。そうか，つまりランダム化なんてそもそも必要ないんだ！ 背景にばらつきがないのね」

「そうなんだよ。わかってきたね〜。それに実験動物が途中でいなくなったり，細胞を増やしたシャーレがなくなるなんてありえないよね。『追跡』だって不要なことなんだ」

「基礎研究は臨床研究とはかけ離れた世界だから，基礎の学者さんは臨床研究がわかりづらいんだ。そういえば，前に来てくれた薬学部教授の先生が，ずっと『意味がわからん……』ってつぶやいていたわ。基礎研究への理解度が高い先生ほど，臨床研究の理解に悩むことが多いのかもしれないわね」

「どれほど優秀な基礎の先生でも，臨床研究は別ジャンルなんだよ。だから，臨床研究の論文を読むにはちょっとしたトレーニングが必要なんだね」

11 ちょっと難しい 非劣性試験の読み解き方

　ある日の午後，みやびはアルバイト先の薬局の倉庫にいた。彼女には医療業務は知らないことだらけで，何でも修行になる。今日は店長である薬剤師の村田先生の許可をもらって倉庫の棚卸しを手伝っていた。ここは大きな薬局で，介護老人保健施設に薬を届ける役目も担っている。壁一面に収納されている薬剤の多さにみやびは圧倒され，「こんな薬局もあるんですね」とつぶやいた。

「もちろん普通の処方箋にも対応するんやけどね。利用者が多い介護施設に薬を届けるには一度に大量の薬が必要になるねん」

「なるほどです……」

　村田先生の穏やかな関西弁の説明を聞きながら，みやびは感心していた。するとスマホが激しく振動し，AIアプリの「サケットくん」の声がけたたましく響き渡った。

「みやび！　久しぶりにPICOづくりじゃない相談が舞い込んできたぞ。早速相談を解決するんじゃ！」

　頼まれているのか命令なのかわからん……と思いつつ，みやびは村田店長の許可を得て，サケットくんが再生する相談者の動画を見た。サケットくんはPICO生成アプリだが，何でも悩みに答えてくれるという噂が流れているらしく，PICOづくりと関係ない相談が舞い込んでくるようになっていた。

● 抗凝固薬はやめてもいいですか？

　サケットくんが再生した画像には，白髪でそこそこの高齢に見える相談者が映っていた。よく響く声で，しっかりした話し方をする男性だ。

「あ～，聞こえますか？　私は心房細動という病気をもっていて，薬を長

いこと服用しています。おかげさまで特に何もなく今日まで暮らしてきましたが，年齢も73歳になって，家族も心配しているので，ときどき介護施設に入ろうと思うんです。ただ，問題が出てきまして……」

　男性は定期的に施設に入所しようと思ったらしいが，施設から血をサラサラにする内服薬をやめるか，他の安い薬に変更できないか打診があったらしい。

「薬の代金は施設が払うらしくて，抗凝固薬は高いから困ると言われています」

「そんなの駄目よ！」みやびはえらい剣幕で怒った。「だって，心房細動だったら抗凝固薬に決まってるじゃない。やめたら脳梗塞になっちゃうじゃない！　高いからってやめられるわけないわ！　施設入所のためだからって無茶なこと言わないでよ」

　サケットくんの画面には，早速生成された男性のPICOが映し出されていた。

P（Patient 患者）：73歳男性　心房細動　持病は高血圧のみ　脳卒中のリスク低　介護施設の利用希望

I（Intervention 介入）：血をサラサラにする薬をやめる

C（Comparison 比較対照）：血をサラサラにする薬を他の薬に変える

O（Outcome アウトカム）：脳卒中の発生　施設に入れてもらえる　服薬にかかるコスト

「だから，薬変えたら駄目なんだってば！」

　PICOを見て気色ばむみやびに，村田店長がニコニコしながら声をかけてくれた。

「まあまあ！　みやびちゃん，落ち着いてや。介護老人保健施設は包括払いやねん。薬が高いと収益が減るから，これはこれで大事な相談なんやで。施設がつぶれてしまったら元も子もないやろ？　実際，こういう薬の調整はかなり行われてるらしいで[1]。それにしても，もっと推理が必要やな。まずは情報をもらって一緒に考えましょか」

　サケットくんに言って，2人は男性に服薬の内容を教えてもらった。お薬手帳を持っていなかったらしく，かなりあやふやな内容だ。

- 胃薬　1錠　1日1回内服
- 抗凝固薬　2錠　1日2回内服　朝夕1錠ずつ
- 高血圧の薬　1錠　1日1回内服

　このうち，血をサラサラにすると男性が思っている薬が高額のようだった。「これじゃあ，何にもわからないですね。知識のない一般の方の情報だから仕方ないけど……。スマホで写真撮ったら内服したかどうか判定するシステムとか作れそうだな。サケットくんに追加機能作ろうかな」とみやびが言う。

「そんな簡単に諦めたらあきまへん！　良い医療者は名探偵でないとあかんよ。頭脳プレイで何とかするんや。1日1回の胃薬ならPPIの可能性が高いで。他の胃薬だと，H_2ブロッカーは1日2回内服だし，胃粘膜保護薬は3回のことが多いんや。まぁ，H_2ブロッカーを1錠だけっていうこともあるけどな。

　血をサラサラにする薬で，高価で施設が変更してほしいとまで言うのは，そら抗凝固薬のDOAC（直接作用型経口抗凝固薬）で間違いないわ。1日2回内服ならダビガトランかアピキサバン（1錠約121円〜）。エドキサバンとリバーロキサバンは1日1回（1錠約224円〜）や」

「さすが先生，名探偵！　じゃあ最後の『高血圧の薬』から何か推理できることはありますか？」

「高血圧の薬が1種類だけなんやろ？　心血管系が高リスクの人やと，コレステロールを下げる薬，糖尿病の治療薬，血圧を下げる薬のいずれか，あるいは場合によったら全部処方されているもんや。それに心機能が悪かったら，高血圧の薬もよう見たら心不全に対する処方になってたりするからね。この人の処方が高血圧の薬だけっていうことは，心房細動による脳卒中のリスクファクターは高血圧だけという可能性があるわ。抗血小板薬も処方されていないわけやし，かなりリスクは低めかもしれへん！　サケットくん，ちょっと$CHADS_2$スコアを見せてくれへんか？」

「え？　ワシが？　店長ったらもう〜，人使いが荒いんじゃから……」

　みやびの命令じゃないのに……とブツブツ言いながら，サケットくんは$CHADS_2$スコアを倉庫の壁に投影した（表1）。

表1　CHADS₂スコア

	リスクファクター	点　数
C	Congestive heart failure（うっ血性心不全）	1点
H	Hypertension（高血圧）	1点
A	Age（高齢/75歳以上）	1点
D	Diabetes mellitus（糖尿病）	1点
S	Stroke（脳卒中，一過性脳虚血発作など）	2点

各々の危険因子に当てはまる場合は1点あるいは2点が付与され，
合計点数が高いほど脳梗塞の発症リスクが高くなる。

◆ 曇りなきマナコで患者さんと向き合う

「このスコアで合計点数が2点以上だと抗凝固療法が推奨されるんや」と
村田店長は言った。

「じゃあ　患者さんが言った『今日まで何もなく暮らしてきた』っていう
のを鵜呑みにするなら，心不全なし，年齢75歳未満，糖尿病なし，脳卒
中なしで，高血圧の1点だけですか。2点未満だから……抗凝固薬はいら
ない？」

「それは主治医が患者さんを診て決めることなんやね。主治医以外の医師
も薬剤師も，あるいは看護師でも誰でもそうやけど，主治医の処方を勝手
に変更したら駄目なのよ。ただ，そやからいうて，放っとくのは絶対に駄
目やで！　知識に裏打ちされた，曇りなきマナコでしっかり患者さんを見
つめて向き合うことがわしら医療者には必要なんや。手は出さなくても，
しっかり見て，口を出さなあかん！」

「よっ店長！　それでこそじゃ！」サケットくんが歓声をあげた。

「おほほ！　お褒めいただいてありがと。どんな患者さんでも，もし薬を
減らすならどれを減らせるのか，どの薬に変えられるのかを素直に考えて
おかんとね」

「でも私，施設の都合で薬をやめるっていうことにすごく抵抗があって……」

「薬を変えないことも変えることも，両方考えておくのがわしらの仕事や
で」村田店長は，ニコニコと大阪弁でみやびに説明した。

「何事も一朝一夕ではうまく回らないもんや。相手が何を考え，何を望んでいるか。信頼を得て，懐に入りそれを観察する。その地味で忍耐強い務めをこなしてこそのスパイやな」

「店長，スパイじゃないですよ……」

　ユーモアを忘れない，関西人の村田店長であった。

＊

　その夜，みやびが抗凝固薬について文献検索をしていると，薬室から資料が届いた。非劣性試験に関する解説だった。

「非劣性試験って，確かにあんまり知らないかも。差がないことを示すっていうことしかわからない」

　みやびはノートパソコンの画面に映る資料を読み始めた。なぜかサケットくんも画面に出てきて，資料を覗き込みながらウンウンと頷いている。

教えてノーハーム先生！

　非劣性試験はランダム化比較試験（RCT）の一種ですが，中身はかなり違います。通常のRCTは「優越性試験」とよばれ，調べたい介入が対照群よりも優れているかどうかを調査しますが，そのためにまず，比較したい群の帰無仮説（結果には差がないという仮説）を立てます。そして，結果に差が出たときに，その差が偶然に出る確率を計算したものがP値になるのです。P値が基準の値より小さい場合は，その結果が偶然に起きる可能性が低い，と考えるわけです。経験的に0.05以下（5%以下）という有意水準が使われていますね。

　一方，非劣性試験では，対立仮説（結果には差があるという仮説）を立てて研究を進めます。優越性試験と非劣性試験はそもそも仮説の立て方から違う，まったく別の比較試験なんです（詳細は成書を読みましょう）。表2に2つの試験の比較を示しました[2]。

■ 2群の位置関係と優越性・非劣性・劣性

　ここではフォレストプロットを使って，介入群と対照群の2群がどのような分布をとるか解説しましょう。フォレストプロットはメタアナリシス

表2　優越性試験と非劣性試験の比較

特　性	優越性試験（通常のRCT）	非劣性試験
帰無仮説	新規治療は標準治療やプラセボに対して優越性がない	新規治療は標準治療に劣っている
対立仮説	新規治療は標準治療やプラセボよりも優れている	新規治療は標準治療に対して非劣性である
非劣性マージン	なし	事前に設定
統計的有意差	p<0.05（two-sided）	p<0.025（one-sided）
比較対照	標準治療，もしくはプラセボ	標準治療 安全性の確認の際はプラセボ
アウトカム評価	1. 新規治療が標準治療/プラセボよりも優れている（or 劣っている） 2. 不明瞭である	別図参照（※本稿では割愛）

〔Leung JT, et al：Heart, 106：99-104, 2020 より改変〕

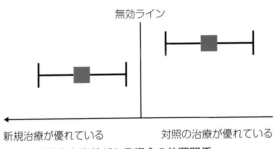

図1　統計的有意差がある場合の位置関係

を図式化するために開発されたもので，個々の研究結果はそれぞれアーム（横棒）で表されます。アームの長さは95%信頼区間を示しています。95%信頼区間とは，仮に同じ試験を100回繰り返した場合に95回の試験結果が収まる範囲のことですね。

　さて，図1はどちらのアームも真ん中の無効のライン（0か1）をまたいでいません。左のアームは新規治療が優れている場合（優越性），右のアームは新規治療が劣っている場合（劣性）です。統計的有意差がある場合の位置関係はこうなります。

　図2はアームが無効のラインをまたいでいますね。それぞれ無効のライ

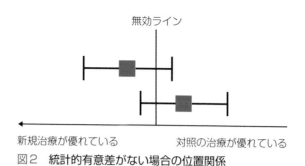

無効ライン

新規治療が優れている　　　　　　対照の治療が優れている

図2　統計的有意差がない場合の位置関係

ンからちょっと右側，左側に位置していますが，これはトライアルを無数
に行った場合，そのうち95％のトライアルにおいて，ときどき新規治療
が優れているという結果が出て，ときどき対照群の治療が優れているとい
う結果が出るということになります。したがって，統計的有意差はないの
です。

　通常のRCTでは，無効のラインである1（"比"で比較する場合。"差"
で比較する場合は0が無効のラインになる）を95％信頼区間のアームが
またいだ場合，時に有効，時に無効になるので，やはり統計的有意差はな
しということになります。つまり，この無効のラインで優越性があるかど
うかを判定しています。

　非劣性試験ではさらに無効ラインに「非劣性マージン」が加わり，信頼
区間との位置関係で優越性，非劣性，劣性に分類されます。

問題）非劣性の95％信頼区間を示しているのは，図3のアーム4本のう ちどれでしょうか？

　①の線は，95％信頼区間のアームが無効のラインと重ならず，完全に
左側にあります。これは新しい治療が標準的な治療よりも優れているとい
うことですね。

　②の線は，95％信頼区間が無効のラインをまたいでいます。一方で，
アームの右端は非劣性マージン（デルタ）のラインよりも左側（「新規治
療が優れている」ほうに寄っている）にあります。これは，新しい治療は
標準的治療より優れていないものの，非劣性マージンより良好であること

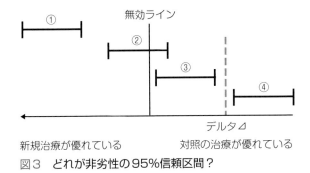

図3 どれが非劣性の95%信頼区間？

を示した結果です。非劣性マージンについては後ほど解説します。

　③の線は，95％信頼区間が無効のラインと重ならず，完全に右側にあります。これは，新しい治療が標準的な治療よりも劣っていることを示しています。

　④の線は，95％信頼区間が非劣性マージンよりも右にあります。非劣性マージンというラインよりもさらに劣っているわけですね。

　いかがでしょう。非劣性試験，わかりましたか？　実は③，④は実際には目にすることがあってはいけない結果です。比較試験で新規治療が対照の治療より劣っているならば，被験者が健康上の被害を受けるわけですから，研究が中止されていないといけません。この2つは意地悪クイズでした！　答えは②なのでした。

◆ 非劣性マージンって何だ？

「さて，非劣性マージンというのは何でしょうか？　これは非劣性試験に独特の項目であり，デルタ（⊿）と表記されることもあります。非劣性マージンは『標準的な治療と新しい治療の間の違いがどれだけ許容できるか』という幅のことです」

　資料の続きを読みながら，みやびはブツブツとつぶやいた。

「うーん……ちょっと何言ってんだかわかんない……」

　サケットくんが振り向いてみやびに声をかける。

「みやび，お前背が高いけど，彼氏の身長はどれくらいまでならOKなのじゃ？」

「へ？　考えたことないなぁ……。でも，5cm低いくらいなら許容範囲かな？　逆に高いのは何メートルでもOKかなぁ。でも，やっぱ身長よりも筋肉だなぁ……ヒラメ筋のいかつい人がいいかも。むふふ」

「いや，違う話になっとるし……。その5cmの感覚が，いわば非劣性マージンの感覚に近いのじゃ。もちろん身長の好みと臨床試験は全然違うんじゃが，新しい治療の成績の悪さが臨床的に許容できる範囲を表しておるのが非劣性マージンなのじゃ」

「そんなの，どうやって決めるのよ？」

「それがいろいろある。米国食品医薬品局（FDA）がガイドラインを出しておるから，読んでおくがよい[3]。FDAがあらかじめ決めたマージンが使われたり，研究ごとにマージンを決めたりしておる。この非劣性マージンが無効のラインにすごく近いと，新薬がかなり優秀でなくてはいかんので，薬が作りにくくなる。そうかといって無効のラインから離れすぎると，どんな劣悪な薬でも非劣性と認定されて，使える薬になってしまう。薬も無理なく作ることができて，患者さんにとってもメリットがあるような非劣性マージンを決めないといかんのだ」

「じゃあ，非劣性って，『劣っていない』っていうわけじゃないのね。まず対照群と新規治療群の違いが統計的に有意差のない状態で，かつ，誰かが決めた非劣性マージンより良い結果ですよっていう複雑な状態のことなのね。そもそも新しい基準線が出たり，あと対立仮説？　前提条件まで違うんでしょ。そこまでして非劣性試験って必要なの？」

「それは資料の続きに書いてあるぞ！　読んでみろ」

　非劣性試験は，現在のエビデンス時代には必要です！　でないと，いろんな個性のある薬が，優越性試験で良い結果が出ないがために却下されてしまいます。非劣性試験の意義を2つあげてみます。

1) 新しい治療法がいろんな面で対照治療より優れているかもしれない

　薬が安くなったり，サイズが小さかったり，投与しやすかったり，副作用が少なかったりと，RCTで検討されるアウトカム以外にも，薬には大切なポイントがあります。例えば，抗凝固薬の非劣性試験は，もともと存在したワルファリンと新規抗凝固薬が血栓症の予防という点で非劣性であることを示した歴史的な研究です。RE-LY試験[4]（ダビガトラン），ROCKET AF試験[5]（リバーロキサバン），ARISTOTLE試験[6]（アピキサバン），ENGAGE AF-TIMI 48試験[7]（エドキサバン）がそれに当たります。

　これらの新規抗凝固薬は出血が少ないこともわかり，安全性が高いことが研究で示されています。また，ワルファリンでは必須だったプロトロンビン時間の測定が不要なので，患者さんが毎月外来で採血し，結果が出るまで待つ必要がなくなりました。

2) 安全性を確認できるかもしれない

　ときどき，新規薬とプラセボを比較する非劣性試験に出くわします（例えば文献8）。これは安全性の面において新薬がプラセボと非劣性なのかどうかを検討するために行われています。たまに見つけたら，驚かずに読んでみてください！

■ 非劣性試験を吟味するときの大原則

　非劣性試験は通常のRCTより複雑かつ細かい設定になっているので，論文を読むときは適切な試験が行われているかどうか慎重に吟味する必要があります。

　実際には，そうした吟味はなかなか難しいのが事実ですが，統計学的な検討こそ私たち一般の読者の手には余るものの，大原則として「新規治療と対照治療の差が縮まるようなことが行われていないか，常に疑ってかかる」を意識することで，非劣性試験でもStep3（情報の批判的吟味）を実践することができます。具体的には次のような点に注意しましょう。

- 研究のサンプルサイズを小さくする

　→これでは当然，効果がわからなくなります。

- 観察期間を短くする

　→効果の差が出る前に研究が終わってしまうので，差がないように見え

ます。

- 非劣性マージンの設定を緩くする

  →非劣性マージンを無効ラインから離しすぎると，簡単に非劣性になってしまいます。マージンをどうやって決めたのかを見つけましょう。

- 効果の差が出る治療行為をしていない

  →比較対照で効果が出ない治療をすれば当然差は出ません。不適切な治療を選ぶ，薬の量を減らす，効果的でない投与経路を選ぶ，などの抜け道も同様です。

- 低リスクの患者を対象とする

  →アウトカムを発症しにくいので差が出にくくなり，一見非劣性に見えます。

- ITT解析は治療効果が小さくなる

  →ITT解析では分母が研究対象者全員になるので，アウトカム発生率が小さく見積もられます。非劣性試験ではPer protocol解析の結果も知りたいですし，両方の解析で非劣性であってほしいものです。

- 非劣性試験 on 非劣性試験？

  →非劣性が証明された薬が次の対照薬として用いられることが繰り返され，実薬対照の真の効果が徐々に低減していく現象は，バイオクリープ（biocreep）とよばれています[9]。非劣性試験の結果の上に非劣性試験を行うことで，最終的にプラセボと変わらない効果の薬が承認されてしまうのです。

この他にも「対照治療の効果を小さくする行為」はあると思いますが，非劣性という結果を出しやすくするためのこうした恣意的な行為が行われていないか，論文を読むときはしっかり見極める必要があるのです！

◆ 論文を読むことに意味はある？

みやびは資料をしみじみと読み込んで，夜中に画面から顔を上げた。「非劣性試験……資料を読んでいろいろわかってきたわ。でも，吟味するの

大変じゃん。なんせ差がない……いやいや，非劣性なんだから当然か。も
う論文読まなくてもよくない？　臨床的に許容できる差なんだからさ」
　サケットくんがみやびをキッと睨んだ。
「ばかもん！　ちゃんとエビデンスを調べて（Step 2），吟味し（Step 3），
適用を考える（Step 4）のがEBMじゃ。ちゃんとやらんか！　もちろん，
情報の価値を考えるうえでは，その情報を入手する手間が少なくて済むと
いうことも重要じゃ。しかし，それ以上に論文を読むことの意味は大きい
ぞ。お前のおつむを鍛えてくれて，経験を積ませてくれるんだからな」
「でも，例えばDOACについて非劣性なのはわかったし，もう使われてい
る薬だから，いまさら読むところないんじゃない？」
「やれやれ。まだまだ青いのう。それじゃあ，この文章だけでも読んでみ
ろ。今回相談してきた患者さんの薬はアピキサバンかダビガトランなん
じゃろ？　各々の非劣性試験の論文の一部じゃ」

> アピキサバン群はワルファリン群よりも，研究終了前に治験薬を中止した
> 患者が少なかった。アピキサバンの内服をやめたのは<u>アピキサバン群の
> 25.3%</u>（死亡による中止は3.6%）に対し，ワルファリンの内服をやめた
> のはワルファリン群の27.5%（死亡による中止は3.8%）だった（p＝
> 0.001で統計的有意差あり）。
> 　　　　　　　　　　　　　　　　　（文献6，p986より抜粋。下線筆者）

> ダビガトラン110mg，ダビガトラン150mg，およびワルファリンの<u>中止
> 率は，1年でそれぞれ14.5%，15.5%，および10.2%，2年で20.7%，
> 21.2%，および16.6%</u>だった。
> 　　　　　　　　　　　　　　　　　（文献4，p1142より抜粋。下線筆者）

「え？　何これ？　参加者の10〜20%くらいはDOACを飲んでないの？」
「そうじゃ。ちゃんと論文に書いておる。これはあんまり言われてないこ
とじゃ。実は抗凝固薬は薬を飲まない人がすごい勢いで増えていくのだ。
ダビガトランなんぞ，1年で10%以上は内服しなくなるんだからな」
「血が固まって死んだりしないの？」
「そこじゃよ。論文の結果はどうなっとる？　死なないみたいじゃな。だって
非劣性で，ワルファリンと比べて差がないんじゃから。しかもじゃ！　む？

あ，しまった！」

　熱くなってさらに語ろうと身を乗り出したサケットくんのおでこに，イエローカードがはためいていた。

「またしゃべり過ぎたぁ〜。おいみやび！　読んで良かっただろ！　論文を読まないなんて，あるもんか！」

　みやびに向かって叫びながら消えていくサケットくん。みやびは手を振りながら，混乱していた。抗凝固薬をやめるのはすごく怖いことだと思っていたのに，2つの論文では10〜20％以上の参加者が内服をやめていた。この薬はいらない薬なんだろうか？　実は途中でやめてもいい薬とか，やめたほうがいい薬なんだろうか？

「今日の相談者さん……一周回って，もしかしたら薬やめるのもありなの？」

　でも，抗凝固薬をやめるのは何だか違う気がする。論文が示した現実の一端をみやびは理解しきれず，どうやって相談者にアドバイスを返したらよいのか，あれこれ考えるままに夜はふけていった。

🔑 Key Points

- 非劣性試験とは，新規治療が標準治療に比べて「優れている」ことを示す優越性試験とは異なり，新規治療が標準治療に比べて「劣らない」ことを示すための試験である。

- 非劣性試験は，プラセボ対照試験が困難な場合や，評価したい医薬品が薬効以外の副次的な利点をもつような場合に有用である。

- アーム（95％信頼区間）が無効ラインをまたぎ，かつ非劣性マージンより左に位置しているときに非劣性が示される。

- 非劣性試験の論文を読むときは，非劣性マージンが適切な方法で設定されているかなど，試験実施の質が適切に担保されているかどうかを見るようにしよう。

【文　献】
1) 全国老人保健施設協会：令和2年度 老人保健事業推進費等補助金（老人保健健康増進等事業）介護老人保健施設における薬物治療の考え方に関する調査研究事業報告書．2021（https://www.roken.or.jp/wp/wp-content/uploads/2021/04/yakubutsuchiro.pdf）
2) Leung JT, et al：Non-inferiority trials in cardiology：what clinicians need to

know. Heart, 106：99-104, 2020（PMID 31672779）

3）U.S. Food and Drug Administration：Non-inferiority clinical trials to establish effectiveness guidance for industry. 2016（https://www.fda.gov/media/78504/download）

4）Connolly SJ, et al；RE-LY Steering Committee and Investigators：Dabigatran versus warfarin in patients with atrial fibrillation. N Engl J Med, 361：1139-1151, 2009（PMID 19717844）

5）Patel MR, et al；ROCKET AF Investigators：Rivaroxaban versus warfarin in nonvalvular atrial fibrillation. N Engl J Med, 365：883-891, 2011（PMID 21830957）

6）Granger CB, et al；ARISTOTLE Committees and Investigators：Apixaban versus warfarin in patients with atrial fibrillation. N Engl J Med, 365：981-992, 2011（PMID 21870978）

7）Giugliano RP, et al；ENGAGE AF-TIMI 48 Investigators：Edoxaban versus warfarin in patients with atrial fibrillation. N Engl J Med, 369：2093-2104, 2013（PMID 24251359）

8）Green JB, et al；TECOS Study Group：Effect of sitagliptin on cardiovascular outcomes in type 2 diabetes. N Engl J Med, 373：232-242, 2015（PMID 26052984）

9）日本製薬工業協会資料：ICH E10ガイドラインに関する統計的諸問題

Step 4（結果の適用）を考える

　ある日，みやびのもとに差出人不明のEBM勉強会の案内と論文のPDFが届いた。「誰なんだろう？」と思いつつ，勉強会は楽しみなので，指示どおりにとある薬科大学の一室にやってきた。すでにメンバーの富小路さん，堀川君，三条君，七本松さんと精鋭が揃っていた。

「今日は誰が企画したの？」とはじめはいぶかしんでいた学生たちも，あんなことこんなこと，遊びから勉強まで話題はまったく尽きない。部屋は広いが，若者の活気でポカポカと温度が上がってきたようだ。

「あかんわこれ，論文読みましょ！　楽しすぎてしゃべって終ってしまいますわ」

　富小路さんがはんなりと，でもビシッと号令をかけた。そうだそうだと，みんな慌てて前もって送られてきた論文を手にした。印刷してきた紙を出す人，タブレットでPDFを開く人，まちまちだ。

● 散髪屋で血圧を下げる？

　今回は「散髪屋さんで血圧を下げてみた」という，何とも不思議なタイトルの論文が選ばれていた[1]。散髪屋をランダムに振り分けるというクラスターランダム化比較試験（RCT）の手法がとられている。

P （Patient 患者）：黒人が経営する52軒の散髪屋が介入群28軒，コントロール群24軒に振り分けられた。それらの店に来る常連客のうち，収縮期血圧140mmHg以上，35〜79歳の黒人男性319名が研究に参加。女性と透析患者は除外された。

I （Intervention 介入）：散髪屋が，降圧管理を担当する薬剤師（特殊な訓練を受け，医師とも連携している）に診てもらうよう客に勧める。薬剤師は散髪屋で参加者に会い，降圧管理を行う。

C（Comparison 比較対照）：散髪屋（訓練を受けている）が患者に対し，生活習慣の改善や医師への受診を奨励する。

O（Outcome アウトカム）：6カ月時点での収縮期血圧の低下

「なんで血圧の治療と散髪屋さんがペアになるの？　おかしくない？」

堀川君が笑った。散髪屋で高血圧の治療をするなんて。黒人男性だけが対象というのもニッチだ。七本松さんも笑いながら，ヒントになりそうな部分を読み上げる。

「えーっとですね。この研究の背景として書かれているんですけど，米国では非ヒスパニック系の黒人男性は高血圧関連の死亡率が最も高いグループといわれているみたいですね。特に黒人男性は黒人女性よりも診療を受ける機会が少なく，高血圧が放置されがちなので，コミュニティそのものへの介入が必要といわれてきたようです。黒人男性は散髪屋によく行くらしく，ならそこで降圧してみよう！という発想で行われたみたいですね」

三条君は納得がいかないようだ。「でもこれ，人種も違うし，日本人の受診率は悪くないんじゃないかな。散髪屋で研究したのはすごい面白いですけど，日本では意味ありますか？」

ふーむ……とみんな考え込む。堀川君が手をあげて質問した。

「すいません，質問でーす。クラスターRCTって，地域とか施設を1つのまとまり＝クラスターとして，ランダムに振り分けるんだよね。例えば散髪屋Aが介入群に振り分けられるのかな？　それとも，散髪屋Aのなかで対象者が介入群と対照群に分けられるの？」

「あ，それは散髪屋ごとに振り分けられるんだ。だから介入群の散髪屋ならそこのお客さんも介入群に振り分けられるよね[2]。この場合，お客さんがあちこちの散髪屋に行っていないか調べないといけないけど」

三条君がスパッと解説してくれた。でも，何かイメージが湧かない……とメンバーが頭を抱えている。米国の散髪屋に来る人をイメージできないようだった。

「参加者を知ったらもっとイメージできるのかな？」とみやびが言ったので，参加者の背景を調べてみた（表1）。みんな思い思いのことをつぶやく。

「大学を途中でやめている人が多いんですね」

表1　研究に参加した散髪屋と参加者の背景

		介入群	対照群
散髪屋	散髪屋の店舗数	28軒	24軒
	営業年数	17.3±14.2年	18.1±8.3年
	1店舗あたりの理髪師	4±2名	4±2名
患者	参加人数	132名	171名
	年齢	54.4±10.2歳	54.6±9.5歳
	既婚または同居者あり	61名（46.6%）	86名（50.3%）
	教育レベル		
	高校卒業未満	6名（4.6%）	13名（7.6%）
	高校卒業またはそれと同等	30名（22.9%）	49名（28.7%）
	大学または準学士号	67名（51.1%）	76名（44.4%）
	大学卒	21名（16.0%）	23名（13.5%）
	大学院卒か専門学位取得	7名（5.3%）	10（5.8%）
	年収		
	0〜15,999ドル	31名（25.2%）	34名（20.2%）
	16,000〜24,999ドル	20名（16.3%）	15名（8.9%）
	25,000〜39,999ドル	9名（7.3%）	19名（11.3%）
	40,000〜49,999ドル	14名（11.4%）	21名（12.5%）
	50,000〜74,999ドル	20名（16.3%）	34名（20.2%）
	75,000〜99,999ドル	16名（13.0%）	21名（12.5%）
	100,000ドル（約1,300万円）以上	13名（10.6%）	24名（14.3%）
	散髪屋への常連具合		
	通っている年数	10.2±9.6年	11.5±9.0年
	通う回数（何週に1回か）	2.0±0.9週	2.1±1.1週
	心血管リスク		
	BMI	30.8±5.4	31.2±6.0
	現在の喫煙	43名（33.1%）	51名（29.8%）
	糖尿病	28名（21.2）	38名（22.2%）
	脂質異常症	46名（34.8）	41名（24.0%）

〔Victor RG, et al：N Engl J Med, 378：1291-1301, 2018より〕

「低所得者が結構多いけど，収入はばらついている」

「散髪屋に2週に1回って，普通行きます？　散髪好きなんだねぇ」

「平均BMIが30って，そこそこの肥満だな」

「でも糖尿病とか脂質異常症は思っていたより多くない気がする」

　参加者の背景が少しずつ見えてきた感じがしたが，まだ実感が湧かない。

● いざ，米国の散髪屋を体験！

「すいませーん。こちらEBM勉強会さんですか？」

　突然，宅配のお兄さんがやってきてドア越しに声をかけた。

「え？　宅急便？　勉強会に？」

　みやびはよくわからないままサインをして荷物を受け取った。見ると宛て先は「EBM勉強会の皆様」，差出人は「ナゾの組織の鴨川ユミ」とある。

「あ，以前知り合った鴨川さんだ。ナゾの組織ってアンタ……」

　荷物を開けると，人数分のゴーグルが入っていた。どうやらバーチャルリアリティ（VR）用のシステムらしい。どうにかセッティングを終えると，急に全員のスマホに入っている「サケットくん」が起動した。

「愛してくれて，ありがとう〜！　じゃあ始めるぞ！」

　サケットくんの号令が響き，全員がずっこけながらゴーグルを装着した次の瞬間，そこは異国の部屋だった。外国人が何人か見える。メンバーがお互いの姿を見てみると全員の頭にカタカナのフラグが立っており，どうやらアバターだとわかった。

　部屋の中を見渡すと，こざっぱりして清潔で明るく，大きなリクライニングの椅子がいくつも並んでいる。

「ここって散髪屋!?」と思わずみやびが叫んだ。

　黒人の客が数名，髪を切ってもらっていた。ハサミの音と客の話し声が心地よく混じって聞こえてくる。みんな外国の散髪屋を見るのは初めてで，しばし見とれていた。どうやら米国のお店のようだ。

　散髪を終えた客が店主と親しげに話をし，ハグをして帰っていく。すると次の客が入ってくる。ニコニコと店主と笑いながら，どっかりと待ち合いのソファに腰をかけた。すると店の奥にいた若い黒人が出てきて，客の

腕に血圧計のカフを巻き始めた。

「あ，この人が薬剤師なんだ。散髪屋で血圧測るのって何か新鮮ね」

　みやびはびっくりしたが，そういえば日本の薬局やジムでも最近は血圧を測るのだと納得した。

　この客は血圧が普段より高かったらしく，びっくりして血圧計を覗き込んでいる。薬剤師とおぼしき人が笑顔で肩を叩き，何かを説明しているようだ。

　メンバーは米国の散髪屋の世界にどっぷりと浸って見入っていたが，あっという間に1時間が過ぎた頃，やはり黒人の理髪師がみやびにほほえみかけた。

「みやび，そろそろ時間だよ。もう帰んな，また来てくれよ！」

　へ？　日本語？　とあっけにとられた瞬間，画面は真っ暗になりメンバーは元の部屋に戻っていた。どうやら，このVRで論文のセッティングをはっきりつかめたようだ[a]。

「血圧の話なのにみんな笑顔で楽しそうね。そりゃ治療も受けたくなるわよね」みやびは思った。

● この論文は日本には使えない？

　勉強会が再開された。この論文はクラスターRCTだが，あまり気にせず読めそうだ。参加者の背景も両群で揃っており，ITT（intention to treat）解析，追跡率，サンプルサイズといった吟味のポイントも問題がなさそうだった[b]。次に結果を見てみた（表2）。

「え？　すっごく下がってる！」

　誰もが顕著な血圧低下に驚いた。特に介入群では6カ月後に血圧の平均値が優良なレベルにまで下がっていた。

「これすごいね」

---

a) 皆さんもぜひBarber研究の動画をご覧になってください。YouTubeで「hypertension barber」と検索すると動画がいっぱい出てきますよ！

b) このように，研究の方法や解析が適切で，結果の再現性が高い論文を「内的妥当性がある」という。内的妥当性，外的妥当性については第7回を参照。

表2 研究結果

	介入群（n＝132）	対照群（n＝171）	p値
収縮期血圧（mmHg）			
研究開始時	152.8±10.3	154.6±12.0	
6カ月後	125.8±11.0	145.4±15.2	
変化	−27.0±13.7	−9.3±16.0	＜0.001
拡張期血圧（mmHg）			
研究開始時	92.2±11.5	89.8±11.2	
6カ月後	74.7±8.3	85.5±12.0	
変化	−17.5±11.0	−4.3±11.8	＜0.001
6カ月時点での血圧			
140/90mmHg未満	118名（89.4%）	55名（32.2%）	＜0.001
135/85mmHg未満	109名（82.6%）	32名（18.7%）	＜0.001
130/80mmHg未満	84名（63.6%）	20名（11.7%）	＜0.001

〔Victor RG, et al：N Engl J Med, 378：1291-1301, 2018 より〕

「散髪屋，まじやばい」勉強会がざわつく。

　そのなかで三条君が声をあげた。

「でもさあ，米国の街で，散髪屋で降圧管理したら下がったんでしょ？　さっきも言ったんだけどさ。この結果って日本じゃどうでもよくない？　米国は病院で診察を受けると高くつくから無症状の高血圧患者は血圧を放置するんじゃないかな。日本は皆保険制度だから安く診察を受けられるわけで，わざわざ散髪屋じゃなくて診療所とか病院に行けばいいんじゃない？　この論文，日本じゃ意味ないよ」

　堀川君もうなずきながら言った。

「それに，もし日本でこれが実現したら病院とか薬局に来る患者さんが減るんじゃないかな。それで減収になったら病院や薬局は大変なんじゃないの？　こういう言い方して悪いけど，定期処方の患者さんを減らされるのってたぶん反対が多くて実現できないと思う」

　勉強会の面々は悩み始めた。「そうか～。なるほど，日本じゃ使えない研究だったのか」というつぶやきも聞こえてくる。

　散髪屋で良い降圧が得られた結果が出た研究なのに，日本では意味がな

いのだろうか？　みやびは何か引っかかった。そもそも彼女は医療系の学生ではないので，散髪屋だろうが病院だろうが，体に良いならいいじゃんって思ってしまう。安ければもっと助かるし……。

（そうよ，自分で考えないと！　この論文のいいところを人助けのために使って，お医者さんも薬剤師さんも損をしないっていう道があるはずよ！）

● 未治療の高血圧患者を拾い上げるには？

　みんなの話を黙って聞いていたサケットくんが立ち上がった。
「これだからもう〜。気の早い子どもたちじゃのぉ」頭をふりふり嘆いている。
「おい，三条君。おまえはこの結果，どうしたらいいと思うんじゃ」
「え？　だから日本じゃ散髪屋で降圧するのは意味ないって……」
「だから，米国と一緒にしろとは誰も言うとらんじゃろ？　この論文は，散髪屋で血圧を下げろとか，散髪屋をトレーニングしろとか，薬剤師が散髪屋に勤務しろとか，何にも命令しておらん。米国での取り組みが良かったことを書いておる。この結果を日本でどう適用するか，それを考えることが大切なんじゃ。まさにお前さんたちのStep 4（結果の適用）のセンスが問われている論文なんじゃ。仮に医師や薬剤師が損をするなら，しないような制度を考えてみろ」
「確かに，日本でも高血圧の治療は十分じゃないみたいですね。米国と状況は違うけど，未治療の高血圧患者さんには日本でも何か対策が必要なんじゃないかな」と七本松さんが厚生労働省[3]のページを示して言い始めた。
　日本でも未治療の高血圧患者は多いんだ！　と驚く学生たち。治療されずに放置された高血圧をどうやって見つければよいのか，見つけたらどうやって降圧すればいいのか。
「はーい。スポーツジム！　私，ジムで血圧測ってます。だからインストラクターに血圧管理のトレーニングをしたらいいと思います」
「お年寄りはジムに行かないんじゃない？　僕は百貨店がお勧めですね。買い物に来た人が血圧測定したらいいんじゃないかな」
「うちのお父さんは百貨店が嫌いだから行かないわ。私はスマートウォッチを国民に配って全員血圧測定をしたらいいと思います」

メンバーから次々にアイデアが出されていく。勉強会の夜はふけていった。

教えてノーハーム先生！

　今回のBarber研究を読んだとき，最初は何のことかさっぱりわかりませんでした。バーバーって，あの散髪屋さんのこと？　って感じです。読んでみたら降圧にすごく効果があり，Webで調べるとあちこちで話題になっていることがわかりました。米国ではYouTubeの動画やニュースの記事にもなっていて，具体的な取り組みが始まっています。

　EBM勉強会ではメンバーがStep 4，結果の適用について考えてくれましたね。皆さんも降圧コントロールの効果的な取り組みを考えてみてください。どこでどんな風にしたら血圧の高い人が良い医療を受けられるでしょうか？　誰も傷つかない方策がいいですね。

■ 薬局を舞台にした日本のCOMPASS研究

　実は，このBarber研究をヒントに，日本ではCOMPASS研究という研究が行われています。血糖と血圧について，何と薬局で薬剤師が指導するという熱い研究です。ぜひぜひ，日本発のエビデンスを読んでみてください[4)-6)]。

　血糖管理を行ったCOMPASS研究では80の薬局が振り分けられ，132名の患者さんが参加しています。また，血圧管理を行ったCOMPASS-BP研究では56の薬局が振り分けられ，125名の患者さんが参加しています。いずれも薬局で薬剤師が血糖や血圧に関する声かけをすることが非常に効果的であったことを示しています。薬局の未来はここにあるのかもしれませんね！

　この研究を行った岡田浩先生が各所で紹介されていますが，薬剤師の世界的な組織であるInternational Pharmaceutical Federation（FIP）が薬剤師業務に関するハンドブックを公表しており，日本語版も出版されています[7),8)]。このハンドブックの前書きに，他の論文[9)]からの引用として，薬剤師業務について次のような厳しい提言が書かれています。

「薬剤師はカウンターの後ろから移動し，薬剤だけではなくケアを提供することで公衆にサービスを提供すべきである。調剤だけの薬剤師業務に未来はない。調剤業務はインターネット業者，調剤機器，調剤テクニシャン

などにとって替わられるだろう」（筆者抜粋・翻訳）。

　FIPという国際的な組織が，調剤業務だけの薬剤師には未来がないと明言しているのです。世界全体で従来の薬剤師業務が変わりつつあるのが伝わってきます。

■ 時代が求める医療を実現するために動く

　もっとも，これは医師による外来での定期処方のような業務にも当てはまる気がしてなりません。新型コロナウイルス感染症によって医療費の負担は莫大な額になり，今後厳しい時代がやってくるのは確実でしょう。2024年度には特定疾患療養管理料という血圧や糖尿病などの外来に与えられていた保険診療の加算が廃止になりました。のんびり定期処方をしていれば外来の売り上げは十分，という時代は今後終わりを迎えるのです。そもそもコロナ以前から長期処方が推奨され，頻回な外来受診はブレーキをかけられていますし，2022年度にはリフィル処方が解禁されました。慢性疾患に対する定期処方による収入は，これから厳しく削られるのではないでしょうか。

　医師，薬剤師に限らず医療者は，時代が求める医療をどう実現するか，いったん損得を抜きにして考える必要があるのかもしれません。外来や薬局を訪れる患者の数はいったん脇に置き，どうやったら日本で未治療の高血圧患者や糖尿病患者を発見できるのか？　そして，それをどう治療に結びつけるのか？　あるいは，どうやって合併症を減らしていくのか？　そういうことを考えて取り組むなかで，外来診察や薬局に求められることがあるなら，そこに新しい医療の仕事があるのかもしれません。

🔑 Key Points

🔑クラスターランダムRCTとは，被験者個人ではなく地域や施設を1つの
まとまり（クラスター）としてランダムに振り分けて行うRCTである。

🔑文献1の研究において著者は，理髪師による健康増進の勧めや専門的な
訓練を受けた薬剤師による治療管理は大きな血圧低下をもたらしたと結
論づけている。

🔑論文を読んだら，その結果を目の前の患者や日本の医療環境にどう適用
することができるか考えてみよう。

【文　献】
1) Victor RG, et al：A Cluster-Randomized Trial of Blood-Pressure Reduction in
Black Barbershops. N Engl J Med, 378：1291-1301, 2018（PMID 29527973）
2) 小山田隼佑：臨床研究の実践知：第4回 クラスターRCT. 医学界新聞，2019
（https://www.igaku-shoin.co.jp/paper/archive/y2019/PA03328_05）
3) 山岸良匡：高血圧. 厚生労働省 e-ヘルスネット. 2023（https://www.e-healthnet.
mhlw.go.jp/information/metabolic/m-05-003.html）
4) 岡田　浩：臨床研究のエビデンスを薬局現場へ；COMPASS，COMPASS-BP研究
の結果から. YAKUGAKU ZASSHI, 142：211-214, 2022
5) Okada H, et al：Effects of Lifestyle Intervention Performed by Community
Pharmacists on Glycemic Control in Patients with Type 2 Diabetes：The Community
Pharmacists Assist（Compass）Project, a Pragmatic Cluster Randomized Trial.
Pharmacology & Pharmacy, 7：124-132, 2016
6) Okada H, et al：Effects of lifestyle advice provided by pharmacists on blood
pressure：The COMmunity Pharmacists ASSist for Blood Pressure（COMPASS-
BP）randomized trial. Biosci Trends, 11：632-639, 2018（PMID 29249774）
7) World Health Organization, International Pharmaceutical Federation：Developing
pharmacy practice；A focus on patient care；Handbook-2006 Edition. 2006
（https://www.fip.org/files/fip/publications/DevelopingPharmacyPractice/
DevelopingPharmacyPracticeEN.pdf）
8) World Health Organization, International Pharmaceutical Federation：薬剤師業
務のさらなる展開；患者中心のケアを目指して 2006年版ハンドブック. メディカ
ルドゥ，2011
9) van Mil JW, et al：Pharmaceutical care, European developments in concepts,
implementation, teaching, and research：a review. Pharm World Sci, 26：303-311,
2004（PMID 15683098）

13 まとめて評価するのが システマティックレビュー

みやびは，ある県の病院薬剤師会の勉強会に参加している。教育熱心な薬剤師がいて，普通の学生のみやびを参加させてくれたのである。「あなたの"普通"の感覚がいいのよ！」と言ってくれたのが彼女には嬉しかった。

電車で会場に向かいながら，みやびは事前に配布された資料を一生懸命に読んでいた。いいように解釈し過ぎかもしれないが，最近は資料を読むと，そこに込められた成長への想いを端々から感じて温かくなるのだ。

「おれ，卒業したらガンガンに働いて，研究して。バキバキやりたいんだよな」

突然，資料を読んでいた医学生の堀川君がパタッと資料を閉じて言った。みんなが堀川君を見て，顔を見合わせる。……擬音語ばかりで何を言いたいのかわからないが，やる気でパンパン。堀川らしいな，うんうん。

「うちは，自分のペースで自分らしく働きたいですわぁ」

富小路さんが，目を細めて遠くを見ながら言った。

「私は，家族性高コレステロール血症を何とかしたいです！」

ハイっと手を上げて，脂質に夢中になっている看護学生の七本松さんも参加し，さらに私は！ 僕は！ と，全員が未来予想図を語り始めた。キリキリと引き絞られた知性のバネが弾けて，すっ飛んでいきそうな若い面々だった。背の高い堀川君も，美しい横顔で遥かを見つめる富小路さんも，真面目で明るい七本松さんもみんな，みやびにはまぶしかった。自分はどうなるんだろう，どうなりたいんだろう？ 未来はまだまだ，彼女には見えてこないのだ。

*

今日はシステマティックレビューを読む回だった。ノーハームこと葉室が概略について解説してくれることになっている。いままではシステマティックレビューを何となく読んできたので，みやびたちにとって，聞くことは何もかも新鮮だった。

教えてノーハーム先生！

　んちゃ！　おはこんばんちは！　今日はシステマティックレビュー（systematic review；SR）です（鳥山明先生の御冥福をお祈りします）。

　皆さんは，「まとめ」ってしますよね。自分のなかでさまざまなことを整理してまとめているはずです。身近なものでは，いろんなカタログや雑誌の特集号も「まとめ」ですよね。一言に「まとめ」といっても，SRの場合，いくつかの要素があります。それをお話ししましょう。

■ SRはカタロギング

　医学研究におけるまとめの最初としてよく引き合いに出されるのは，1753年にJames Lind先生が壊血病について執筆した論文です[1]。Lind先生自身の実験についてだけでなく，壊血病に関する出版物を年代別に並べて評価しているそうです。まとめものはすでに1700年代に書かれていたわけですね。

　それ以来，現在に至るまで臨床研究の量は膨れ上がっています。Medlineのデータベースの最初の年である1947年に登録された医学論文は62,869本です（図1）。それが2020年には986,012本と15倍以上に！

　これではとてもじゃないけど，読むどころか選ぶのも大変ですね。SRの役割の一つは，これらの膨大な論文のうち，同じ疾患に関する臨床研究をカタログのように一覧に「まとめる」ことです。まるで百貨店のカタログ！ということで，この働きをカタロギング（Cataloguing）と呼ぶ人もいます。

　一般的な商品カタログとの大きな違いは，この世に存在するすべてのアイテムから品物を選んでいるかどうかです。普通のカタログは目利きの人が人気のありそうな品物を選んで，商品ラインナップを決めていると思います。一方，SRでは，現存する臨床研究を過去・未来，古今東西にかかわらず，すべて集めるのが基本です。SRの作成者は，そのテーマに関するすべての論文や情報を網羅的に検索し，地球上にあるすべての論文や医学情報を探します。

　専門家が論文やデータを探そうとする熱意はすさまじく，時には途中で

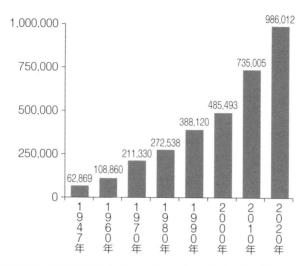

MEDLINEは医学文献のデータベースで，PubMedの主な情報源（構成要素）になっている。ともに米国国立医学図書館（NLM）が運営している。

図1　Medlineに登録された論文数

〔MEDLINE Citation Counts by Year of Publication（as of January 2022）
（https://www.nlm.nih.gov/bsd/medline_cit_counts_yr_pub.html）より〕

中止になった臨床研究のデータを担当者に連絡して受け取ったり，海外の薬のパンフレットに載っている小さな研究データまで探したりすることもあるそうです（その情報の質が良いかどうか？ という点は賛否ありますが）。

　確かに医療情報には人間の病気や命がかかっていますから，徹底的に情報を調べて集めてくれないと困っちゃいますね。

■ 集めた論文やレビューの質を評価

　収集した個々の研究の質を評価することもSRの要素です。SRの作り手も読み手も，集めた論文や出来上がったレビューの質を評価し，使える情報は医療現場に適用するなど活用していきます。カタロギングから一歩踏み込むわけです。

　こうした評価によって，どんなデータが足りないかもわかります。そこで現在では，レビューを作ることを起点に新しい研究計画が立てられて実施され，その研究結果が次のSRに組み込まれていくというサイクルが作

られつつあります。

　ちなみに，調査をしながら評価するという技術（rapid assessment methodologyといいます）は新型コロナウイルス感染症が流行したときにも応用され，患者が医療や生活において何を必要としているのか，データを集めながら必要な対策を提案することが行われていたようです[2]。

　さて，臨床研究（エビデンス）の質って，そもそもどうやって評価するのでしょうか？　この20年の進化は目覚ましく，便利なツールがたくさん発表されています。

1）リスク・オブ・バイアスツール〔Risk of Bias（RoB）tools〕

　後ほど触れるコクランライブラリーが作った，研究のバイアス（結果に偏りをもたらすもの）の評価ツールです[3]。RCT用（RoB 2）[4]と非RCT用（ROBINS-I）[5]の2種類があります。

　これらはガイドライン作成支援システムである「GRADEシステム」とリンクしており，SRがそのままガイドラインにつながっていくようになっています。RCTの質をチェックして，そのデータを「RevMan」というSRを行うためのソフトウェアでまとめるわけです（RevManについては後述）。

2）AMSTAR（Assessment of Multiple Systematic Review）

　こちらはSRのチェックシステムです[6]。Web上でチェックボックスをクリックしていくと自然にSRのチェックができるようになっています。英語のサイトですが，そのままサイト全体を日本語に翻訳しても使える印象です。

3）ISPORによるチェックシート

　後述するネットワークメタアナリシスの解説と，その質を評価する際のチェックリストを掲げたレポートです[7]。日本製薬工業協会がチェックリストの日本語訳を公開しています[8]。ISPORはInternational Society for Pharmacoeconomics and Outcomes Research（国際医薬経済・アウトカム研究学会）の略で，医薬経済学とアウトカム研究の発展に努める団体です。

4）PRISMA声明

　Preferred Reporting Items for Systematic Reviews and Meta-Analyses

の頭文字を冠した，SRとメタアナリシスの書き方に関する声明です[9]。SRのプロトコール，IPD[a]によるメタアナリシス[10]，ネットワークメタアナリシス，メタアナリシスについてのチェックシートを提供しています。

5）The SPELL チェックシート

総合診療医でありEBMの専門家である南郷栄秀先生（聖母病院総合診療科）が，20年以上前から作られているチェックシートです。RCT，SRなど各種の研究デザインを吟味でき，解説も付いた優秀なチェックシートです。日本語でThe SPELLのWebサイト[11]からダウンロード可能です（使用する際は許可をとりましょう！　勝手に講義や出版に使わないでね）。

南郷先生は正しいEBMの普及を目指して活動する団体「EBM-Tokyo」[12]も主催されていて，EBMに関するワークショップを定期的に開催しています。ワークショップはEBMを肌感覚で学べる機会で，2024年現在，コロナ流行以後はオンライン開催なので全国から参加することができます。

6）CASP Japan チェックシート

CASPは，Critical Appraisal Skills Programmeの略です。英国の公的な活動で，医療情報の吟味の仕方をワークショップで伝える使命をもっています。CASP Japanについては現在Webサイトが休止中ですが，CASP UK[13]は継続してRCTやSRなどのチェックリストを提供しています。

昔から英国のオックスフォードではCASPワークショップが開かれてきましたが，こちらもいまはオンラインで開始されているようですので，世界のどこからでも参加できます！

この他にもいろいろなチェックシートがあるので探してみてください。

ちなみにコクランライブラリーは，第4回でも少し触れましたが，世界で最も巨大なRCTのデータベースで，ライブラリーを運営する「コクラン共同計画」（The Cochrane Collaboration）は唯一無二のSR作成組織です。そのコクランが，現状について「治療方針を決めるに足りる，信頼の置けるエビデンスが非常に少ない！」と指摘しています。コクランだけでなく，

---

a）メタアナリシスでは通常，各臨床試験の個人レベルの生データではなく，各々の文献に記載されているデータを解析対象として統合するが，individual participant data（IPD）とは統合される前の試験の参加者個人のデータを指す。

SRの論文を読んでいると多くの研究者が，研究テーマ（臨床疑問，クリニカルクエスチョン）に答えるエビデンスがないという意見を述べています。

まあ，でも2000年頃からようやくRCTの質が高くなってきたところですし，大規模なリアルワールドのデータ収集も始まったばかりです。人類の臨床データの蓄積と評価はまだまだ緒についたばかりなのです。

■ 分析（analysing）

SRは，個々の研究をただ並べるだけではありません！　論文のカタロギング→集めた論文の質を評価したら，次にその知見をまとめるのがSRです。これは，新しい論文から得られた知見を，既存の研究結果と照らし合わせて分析していくという営みでもあります。

昔からの臨床研究を蓄積して活用し，新しい研究や知見につなげる。言ってしまえば当たり前のことですが，SRが登場するまではうまくできていなかったのです。その情報の統合には2つの方法があります。

1）質的なデータ統合

これは，使用するエビデンスの質が低い場合に，集めた論文を著者の理解力と文章力でまとめるものです。

たとえ量的な統合ができる場合でも，この質的な統合は必須です。集めた論文の質が低かったりバラバラだったりして統計的にまとめることができないときは，どうしても人力でまとめないといけないのですね。

一概には言えませんが，RCTは「エビデンスの質が高い」という判定になることが多く，コホート研究や症例集積研究などは「エビデンスの質が低い」という評価になることが多いです。したがって，規模の小さいRCTやコホート研究，症例集積研究しかないテーマであれば，この方法でSRを作るしかありません。

> 「そんな質の悪い情報を集めて，レビューなんて作る意味あるんですか？」
> 　　三条君が手を上げて，ビシッと質問した。
> 「なるほど！　確かに実績をあげたいという研究者や統計学の専門家は書かないかもしれません。でも，診療ガイドラインは現在のところさまざまなエビデンスをまとめ，それに基づいてSRを作っているの

ですが，統計的に統合できるデータが少ないので，大部分はこの手法で作られています。

　たとえ質の高い論文がなくても，患者さんは存在するのです！　エビデンスの質が悪いからといってガイドラインを作らないなんて，本末転倒です。むしろ質の高い臨床研究が複数存在するようなテーマは少ないので，質的なレビューはすごく重要です。

　ただ個人的には，質的なSRの作成についてはもっと方法論に関する検討が必要ですし，作成者をサポートする資料やシステムがあってもよいのではないかと常々感じています」

　葉室はこう答えてにっこり笑い，レクチャーを続けた。

　統計的な処理をしないからといって，SRは一般的な総説や個人的な意見が書かれた読み物とは違います。あくまでも，解析において統計的手法を適用できない場合に，まとめだけは人力で書くというものであり，徹底的な論文検索，論文の批判的吟味といった準備の段階は，次に紹介するメタアナリシスと同様に厳密に行われる必要があります。集めた論文を評価したり，書かれた内容を検討したりする際も一人では意見が偏るので，複数名で書くことが重要です。

2）量的なデータ統合＝メタアナリシス

　臨床研究の結果を統計的にまとめる手法は，メタアナリシスとよばれています。1976年にGene Glass先生がこの用語を使ったのが最初だそうです。よくシステマティックレビューとメタアナリシスを同じものだと思っている人がいますが，メタアナリシスはデータ統合のための手法の名前です。

　登場した当初はメタアナリシスへの批判も強く，「メガ級の愚かさ！（Mega silliness !）」「21世紀の統計的な錬金術だね！」など厳しい評価があったそうです。しかし，やがてその必要性は際立ち，認知されるようになります。

　歴史的に有名な研究は，心筋梗塞に対するストレプトキナーゼの効果を調べたRCTのメタアナリシスです[14]。この試験において，図2の左側（フォレストプロット）は1959〜1988年に行われた，心筋梗塞に対してストレプトキナーゼを投与した試験を示しています。右側はそれをメタア

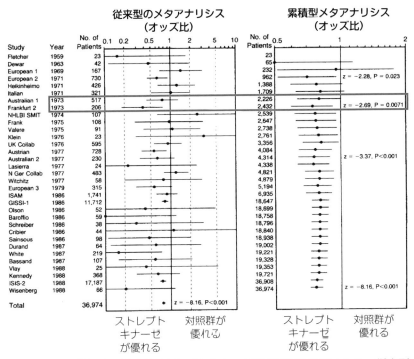

図２　急性心筋梗塞に対するストレプトキナーゼ投与試験を対象とした，従来型および累積型メタアナリシス

〔Lau J, Antman EM, et al：N Engl J Med, 327：248-254, 1992 より〕

ナリシスで統合したものです。

　左側をいくら見つめても，ストレプトキナーゼが心筋梗塞に対して有効なのかどうかはわかりません。しかし，右側のように研究結果をどんどん足していくと，1973年の時点で95％信頼区間＝箱ひげの端が，無効を示す中央のラインから離れます。そして，年が進み，どんどん研究結果が足されるにつれて信頼区間の幅がどんどん狭くなっていきますね。

　もし1973年から少し経った時点で有効性が証明され，研究が不要となっていたらどうでしょうか？　各研究の対照群に振り分けられてストレプトキナーゼを投与されなかった患者さんは，もっと少なかったでしょう。医療界でこの治療効果が広く認知されていたら，急性心筋梗塞に対して有効なストレプトキナーゼがもっとたくさん使われて患者さんは救われ

ていたはずです。

> この文献の著者名の2人目に"Antman EM"とあるのを見たみやびは,「アントマン先生って……。私,この名前,昔から知ってる気がする」と小さくつぶやいた。
>
> 昔から先生の名前を知ってるなんて,きっと運命だわ,ワタクシEBMの申し子よねやっぱり! と思っていたら,脇に置いていたスマホが光り,サケットくんが顔を出してニヤリと笑った。
>
> 「お前が知ってるのはマーベルじゃろ? あのちっちゃいおっさん」[b]
> 「な! 失礼なこと言うんじゃないわよ!」
>
> 小声でどなり返したものの,みやびは(やばい,ほんとだ。みんなに言わなくてよかった……)と冷や汗をかいていた。

さて,こうした量的なSRは徐々に認知されるようになりました。先ほど紹介したコクラン共同計画は世界一大きいRCTのデータベース「コクランライブラリー」を作り,「コクランレビュー」として知られるSRの作成を推し進めていきます。彼らは英語圏で行われたRCTはもちろん,世界各国にボランティアのサポーターを置き,違う言語で行われたRCTを英語に翻訳して送ってもらうことで世界中のRCTを集めたのです。2014年には日本でもコクランジャパンが立ち上がり,活動しています[15]。

彼らは自分たちでSRを作成するのはもちろん,SRを作ってみたい希望者には無償でメールでのサポートを行い,完成まで指導していました。私の周りでも,何人かコクランライブラリーの人とメールでやり取りしながらSRを作った人がいます。熱い! の一言に尽きます。

さらに,コクランライブラリーは「RevMan」という強力なメタアナリシスを行うソフトを無償で配布しており[16],その使用方法のセミナーやWeb情報も提供しています。なお,これと同じようなソフトは他の企業や団体からも多数提供されています。

---

b)アメリカンコミックを原作としたヒーローものの映画を「マーベル映画」という。その一つ「アントマン(Ant-Man)」(2015年公開)では,体長1.5cmになれる特殊スーツを着た男が主人公。

■ ネットワークメタアナリシスって何？

ここで，メタアナリシスの新しい形であるネットワークメタアナリシスについて触れたいと思います。第1回にも出てきましたね。

これはある治療に関して，さまざまな薬剤を網羅的に集めて解析するものです。例えば糖尿病の治療薬だと，メトホルミン，DPP-4阻害薬，SGLT2阻害薬，GLP-1受容体作動薬などのさまざまな薬剤について，同時に効果比較することができます。通常は薬剤Aという1種類だけでメタアナリシスを行うのですが，ネットワークメタアナリシスは一気に何種類もの薬の治療効果を出してくれる，すごい解析方法です。

ちょっとだけ原理を説明すると，まず介入群の薬剤Aと対照群の薬剤Bを比較した研究があったとします。さらに，介入群の別の薬剤Cと対照群の薬剤Bを比較した別の研究があったとします。

薬剤AとCを直接比較した研究はないわけですが，それを比較したいと思ったときに，実際にAとCを比べる臨床研究を行うのではなく，薬剤Bを介して，A vs. B vs. Cの関係から間接的にAとCを比較するというのがネットワークメタアナリシスです（図3）。AとCが直接比較されていなくても，Bとの比較試験を用いて間接的にAとCを比較できるわけですね。ネットワークメタアナリシスによって，特定の分野の治療方法全体を明示することができるので，カタロギングとしても非常に有効です。

図4は，ワルファリンに対して非劣性であることが証明された新しいDOAC（直接作用型経口抗凝固薬）の効果を調べたネットワークメタアナリシスの図です[17]。きれいな星形（star-like shape）ですね。

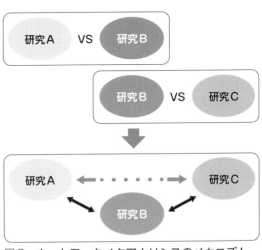

図3　ネットワークメタアナリシスのメカニズム

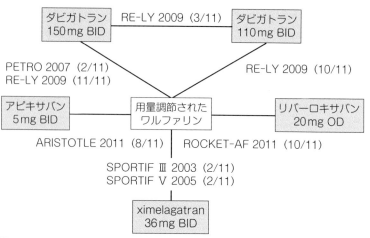

図4 統合研究に含まれるRCTのネットワーク
〔Cope S, et al：Value Health, 18：234-249, 2015 より〕

「このやり方，私……昔から知ってる気がする」みやびは，また小さくつぶやいた。

　再びスマホが光り，サケットくんが満面の笑みで出てきた。

「懲りん奴じゃなぁ。次はウルトラマンか？　仮面ライダーか？」

「違うわよ。これ，小学校で習った『比合わせ』よ」

「比合わせ？」

「そうよ。水溶液Aと水溶液Bの濃度の比が1：2，水溶液Bと水溶液Cの濃度が1：3のとき，水溶液AとCの濃度の比は何だかわかる？」

「そりゃあ，水溶液Bが共通なんじゃから，比の数値だけそろえて，A：B：Cが1：2：6で，A：Cの濃度比は1：6じゃ」

「そう。それと一緒でしょ？」

　聞き耳を立てていた勉強会のメンバーが，大きくうんうんと頷いた。

「そう言われると，何だか簡単ですね」

「スポーツチームの下馬評にも似てるよね。日本チームがまだ戦ってない相手が，日本が勝ったチームに負けてたら，いけそうな気がするもんね」

「お前は遊びのことばっかり！」みんなの笑声が教室に満ちていた。

食品	試験数	症例数	比較対照	摂取量	調整済み要約ハザード比のランダム効果量（95%信頼区間）	調整済み要約ハザード比のランダム効果量（95%信頼区間）	エビデンスの質
Whole grain	12	22 267	Dose-response	Per 30 g/d		0.87 (0.82 to 0.93)	High
Red meat	14	43 781	Dose-response	Per 100 g/d		1.17 (1.08 to 1.26)	High
Processed meat	14	43 781	Dose-response	Per 50 g/d		1.37 (1.22 to 1.54)	High
Bacon*	5	8048	Dose-response	Per 2 slices/d		2.07 (1.40 to 3.05)	High
Chocolate*	5	13 271	Dose-response	Per 2 s/week		0.75 (0.63 to 0.89)	Moderate
Wheat bran*	3	10 507	Dose-response	Per 10 g/d		0.79 (0.72 to 0.87)	Moderate
Yogurt	11	36 125	Dose-response	Per 50 g/d		0.94 (0.91 to 0.98)	Moderate
Total dairy	21	44 474	Dose-response	Per 200 g/d		0.96 (0.94 to 0.99)	Moderate
Vegetables total	11	45 648	Dose-response	Per 100 g/d		0.98 (0.96 to 1.00)	Moderate
Fruit total	13	53 317	Dose-response	Per 100 g/d		0.98 (0.97 to 1.00)	Moderate
Refined grain	14	24 463	Dose-response	Per 30 g/d		1.01 (1.00 to 1.03)	Moderate
Total meat	8	7999	Dose-response	Per 100 g/d		1.12 (1.01 to 1.24)	Moderate
White rice	7	13 637	Dose-response	Per 1 s/d		1.23 (1.15 to 1.31)	Moderate
Processed red meat	8	26 256	Dose-response	Per 50 g/d		1.44 (1.18 to 1.76)	Moderate
French fries	4	16 199	Dose-response	Per 150 g/d		1.66 (1.43 to 1.93)	Moderate
Hot dogs*	4	6079	Dose-response	Per 1 piece/d		1.92 (1.33 to 2.78)	Moderate

図5　食品と2型糖尿病発症率との関連性についての調整済み要約ハザード比（95%信頼区間）およびエビデンスの質

〔Neuenschwander M, et al：BMJ, 366：l2368, 2019 より〕

■ レビューのレビューもある

　昨今ではSRが数多く発表されるようになり，今度はそれらのSRを俯瞰する試みが始まっています。コクランライブラリーのWebサイトでは「Overviews of Reviews」（レビューの概要）[18]という項目がありますので，ぜひ読んでみてください。これまた日本語訳にしても結構読めます！

　レビューをまとめるという壮大な方法は，アンブレラレビューともよばれています。雨のように降り注ぐエビデンスたちに向ける傘，ということでしょうか。

　SRでは，ある疾患に対する治療効果を比較しますが，アンブレラレビューでは，ある治療，運動，食事などの介入と，さまざまな疾患との関係をみたものが多いようです。図5は，食事と糖尿病発生率に関するレビューをまとめたアンブレラレビュー結果の一部です[19]。左には食事内容が示されており，それらと糖尿病発生率との関係が列挙されています。ベーコンはリスクが高いなとか，ホットドックは駄目なんだ，といった参考になりますね。

　アンブレラレビューにはこういうスタイルのものが多いと思いますが，まだまだ今後発展していく研究デザインなので，これが絶対というわけで

はありません。

━━━━━━━━━━━━━━━━━━━━━━━━━━━━

　勉強会が終わって，みやびはみんなと駅に向かって歩いていた。みやび
は関節リウマチに苦しんだ河原町さんのことを思い出していた（第1回）。
河原町さんはリウマチの治療内容に悩み治療を受けずにいたため，歩けな
いくらいに痛みが悪化したのだった。
「ああいうときにネットワークメタアナリシスとかアンブレラレビューが
あったら，治療内容が一目瞭然だったな〜って思ってさ」
　勉強会のみんなに河原町さんとの出来事を話していると，ほどなく駅に
着いた。電車は誰も乗っていなかったので，向き合って全員が座れた。ス
モールグループだなぁとみやびが思っていると，三条君が口火を切った。
「僕，どうもシステマティックレビューが好きになれないんだよな」
　え？　好きじゃないって，どういうこと？

🔑 Key Points

> 🔑SRの特徴①：同じ疾患やテーマに関する臨床研究を集め，カタログのように一覧にまとめる。
>
> 🔑SRの特徴②：収集した個々の臨床研究の質を評価する。この質を評価するためのツールはさまざまある。
>
> 🔑SRの特徴③：収集・評価した臨床研究から得られる知見をまとめ，既存の研究結果とも照らし合わせる。
>
> 🔑近年ではSRをまとめる取り組みも行われており（レビューのレビュー），その一つにアンブレラレビューがある。
>
> 🔑ネットワークメタアナリシスは「比合わせ」に似ている。

【引用文献】
1) Lind J : A treatise of the scurvy. In three parts. Containing an inquiry into the nature, causes and cure, of that disease. Together with a critical and chronological view of what has been published on the subject. Sands, Murray and Cochran for A Kincaid and A Donaldson, 1753
2) Sharma SV, et al : Using a rapid assessment methodology to identify and address immediate needs among low-income households with children during COVID-19.

PLoS One, 15：e0240009, 2020（PMID 3002052）

3) Kennedy CE, et al：The Evidence Project risk of bias tool：assessing study rigor for both randomized and non-randomized intervention studies. Syst Rev, 8：3, 2019（PMID 0606262）

4) Cochrane Methods Bias：RoB 2（https://methods.cochrane.org/bias/resources/rob-2-revised-cochrane-risk-bias-tool-randomized-trials）

5) Cochrane Methods Bias：ROBINS-I（https://methods.cochrane.org/bias/risk-bias-non-randomized-studies-interventions）

6) AMSTAR（https://amstar.ca/Amstar_Checklist.php）

7) Jansen JP, et al：Interpreting indirect treatment comparisons and network meta-analysis for health-care decision making：report of the ISPOR Task Force on Indirect Treatment Comparisons Good Research Practices：part 1. Value Health, 14：417-428, 2011（PMID 21669366）

8) 日本製薬工業協会医薬品評価委員会データサイエンス部会：ネットワークメタアナリシスの概要および留意事項；ISPORレポート（2011）を参考に Ver 1.0. pp19-20, 2019（https://www.jpma.or.jp/information/evaluation/results/allotment/lofurc000000b8vb-att/nma_20191110.pdf）

9) PRISMA（http://www.prisma-statement.org/）

10) 野間久史：Individual Participant Data（IPD）によるメタ・アナリシス. 医学統計研究会 特定主題シンポジウム2016, 2016（https://www.ism.ac.jp/~noma/2017-06-18%20IPD%20Meta-analysis.pdf

11) The SPELL（http://spell.umin.jp/）

12) EBM-Tokyo（http://ebm.umin.ne.jp/）

13) CASP；Critical Appraisal Skills Programme（https://casp-uk.net/）

14) Lau J, Antman EM, et al：Cumulative meta-analysis of therapeutic trials for myocardial infarction. N Engl J Med, 327：248-254, 1992（PMID 1614465）

15) コクランジャパン（https://japan.cochrane.org/ja）

16) コクラン共同計画：私たちがエビデンスに関して提供するもの（https://www.cochrane.org/ja/about-us/our-products-and-services）

17) Cope S, et al：Critical appraisal of network meta-analyses evaluating the efficacy and safety of new oral anticoagulants in atrial fibrillation stroke prevention trials. Value Health, 18：234-249, 2015（PMID 27201374）

18) Cochrane Training：Chapter V：Overviews of Reviews（https://training.cochrane.org/handbook/current/chapter-v）

19) Neuenschwander M, et al：Role of diet in type 2 diabetes incidence：umbrella review of meta-analyses of prospective observational studies. BMJ, 366：l2368, 2019（PMID 31270064）

【参考文献】

• Clarke M：Partially systematic thoughts on the history of systematic reviews. Syst Rev, 7：176, 2018（PMID 30368251）

• Chalmers I, et al：A brief history of research synthesis. Eval Health Prof, 25：12-37, 2002（PMID 11868442）

14 システマティックレビュー, Yes or No ?

⬡ システマティックレビューは嫌い！

（前回からの続き）

　勉強会が終わって，みやびはメンバーのみんなと駅にやってきた。ほどなく電車が到着したが，誰も乗っていなかったので貸し切り状態で全員が座ることができた。みんなが座席に腰を下ろしたとき，三条君が口火を切った。

「どうも僕は，システマティックレビューってのが好きになれないんだよねぇ……」

「え？　どういうこと？」

「エビデンスのまとめだよ。すっごく重要でしょ。好きとか嫌いとか関係なくない？」と，あちこちから声が上がる。

「だって，何だか信用できないんだよ！　知らないヤツが作ってるんだぜ！　それに結果は確定って感じも嫌じゃない？　偉そうに上からエビデンス様って感じがしない？　EBMは自分でPICOを立てて，自分で検索して，情報を吟味して，適用を考えるもんだろ？　エビデンスのまとめがあります，はいそうですかって気持ちになんてなれないよ」

　鳩が豆鉄砲をくらったような顔をしていたみんなから「確かにそうだ」「いや違うだろう」と，電車の中にざわざわと議論する声が満ちている。

　そのとき，みやびのスマホが振動して光り，派手な着信音とともに「サケット」くんが起動した。

「んちゃ！　ほよよよよ。若いの！　面白いことを言うじゃないか。お前たちもそれぞれに意見があるようじゃの！　それなら，システマティックレビュー肯定チーム，否定チームに分かれて意見を出してみるのはどうじゃ。システマティックレビューのチェックシートに沿って議論すれば理

解も深まるだろうて」と満面の笑みである。

　議論の土台となるチェックシートには，CASPシステマティックレビューチェックシートの日本語版が選ばれた（表1）。このチェックシートは3つの大項目（A〜C）と10の小項目に分かれていて，コンパクトなので勉強会や研修会に向いている[a]。英語のオリジナル版はCASP UKのWebサイトから無料でダウンロードでき，PDF版，ワード版の両方がある。

　肯定チームのリーダーは富小路さん，否定チームのリーダーは三条君に決まり，その他のメンバーにはどちらかのチームを選ばせると，ちょうど数名ずつに分かれた。サケットくんがみやびに指示を出し，肯定チームと否定チームが通路を挟んで座った。

「それじゃ始めるぞ！　CASPチェックシートのAは，論文の内的妥当性，つまるところ論文がちゃんと作られているかどうかを検討するステップじゃ。Aに含まれている5つの項目を活用して，システマティックレビューがちゃんと作られているかどうか考えたらよかろう。

　あ，いかん，またイエローカードじゃ。おいみやび！　お前がレフェリーをしろ！　その曇りなきマナコで勝敗をつけるがよい」

　しゃべり過ぎと判定されたらしく，サケットくんはおでこに黄色のカードをチラチラさせながら，みやびにゴーサインを出して黙った。EBMのレクチャーでは，説明をし過ぎることは学習者が自分で考える機会を奪うとされ，チューターは極力説明を控えるのである。英国のオックスフォードでは年に一度，EBMのチュータートレーニングワークショップが開催されるが，5日間のワークショップでチューターはほとんど説明をしない[1]。サケットくんは説明のし過ぎで，どうもEBM教育のルールにひっかかるらしく，これまでもしょっちゅう強制終了させられていた。

　レフェリーを任されたみやびは「ええっ？　私も一緒に議論したいのに……」とこぼしつつ，不承不承，通路に立ってレフェリーを務めることになった。

---

a）CASPについては第13回を参照。

表1 日本語版CASPシステマティックレビューチェックシート（翻訳：福岡敏雄先生）

A 結果は信用できそうか？（信頼できるほどきちんと作られたか？＝内的妥当性の検討）		
1. レビューの疑問・課題は焦点がはっきりと絞られていたか？		
確認する ポイント	研究対象者：PICOのP（患者、対象者）	
	行われた治療法：PICOのIとC（介入と対照）	
	評価した結果・転帰：PICOのO（アウトカム）	
2. レビューは適切な研究を対象としていたか？		
確認する ポイント	レビューの課題を扱ったものであること	
	研究デザインが適切であること（RCTなど）	
3. レビューを行った人は対象となるすべての研究を見つけようとしたか？		
確認する ポイント	どの文献データベースを用いたか	
	論文の参考文献を追ったか	
	専門家に個人的に連絡を取ったか	
	出版されていない研究も探したか	
	英語以外の研究も探したか	
4. レビューの著者は対象となった研究の「質」を評価したか？		
どの研究を選ぶかについては事前に定められた明快な基準を用いていること		
確認する ポイント	スコアをつけたか	
	複数で評価したか	
5. 研究の結果がまとめられていたなら（メタアナリシス），まとめることは適当であったか？		
確認する ポイント	1つひとつの研究結果がちゃんと示されていたか	
	結果は研究ごとに似ていたか（不均質性の検討を見つけよう）	
	研究ごとのばらつきに関して検討されているか	
B 結果は何か（Aできちんと作られていたなら，結果を見よう！）		
6. レビューの結果はいったい何だったのか？		
考えてみよう	結果は何で示されていたか（例えばオッズ比，リスク比など）	
	その結果はどうだったか	
7. その結果は偶然のものではなかったか？		
探してみよう	統計学的有意差の指標（p値）	
	真の効果の予測範囲（信頼区間）	
	できるだけ信頼区間を見つけましょう。P値だけでは予測される効果はわかりません	
C その結果は現場で役立つか？（CASPチェックシートの特徴的な項目です。結果の使い方を考える部分です）		
8. その結果は現場での対象者に当てはめられるか？		
チェックする ポイント	レビューの対象者とあなたの対象者との違いは，問題となりそうなほど大きいか	
	あなたの現場はレビューのものと大きく異なっているようであるか	
9. すべての重要な転帰，結果が考慮されていたか？		
右の視点から 考えてみよう	患者（対象者）本人	
	専門家・行政担当者	
	家族・援助者	
	社会・コミュニティ	
10. レビューの結果に基づいて，現場での診療内容や保健政策などを変えるべきか？		
その利益が危険・害やコストに見合っているかどうかを考えよう		

◼ レビューの疑問・課題は焦点がはっきりと絞られていたか？

　肯定派リーダー：富小路さん「ここは疑問からPICOを立てて考えるところですから，問題ないんと違いますか？」

　否定派リーダー：三条君「PICOのC（比較対照）なんだけど，研究によってここはプラセボだったり別の薬剤だったりして，ばらばらのことがあるよね」

「まぁ，論文ごとに全然PICOは違いますから。プラセボばっかりじゃおまへんし，仕方ないんと違います？」

「でも，本当だったらI（介入）とC（比較対照）が揃っている論文を選びたいじゃない。それとO（アウトカム）だけど，システマティックレビュー（systematic review；SR）の場合でもプライマリ・アウトカムを決めないといけないんだよね。でも，論文をまとめてデータを集めるのにわざわざプライマリ・アウトカムを決める必要なんかあるのかな？」

「そんなん，先に決めとかんと，途中で都合よくアウトカムを変えたり，アウトカムを増やしたりしますやろ？　それを予防するためどす。SRを作る前にあらかじめプロトコール（研究計画）を提出しているかどうかを確認するチェックシートもあるくらいです。それくらい，読む側も作る側もやることをちゃんとやる！　それがSRどすえ。三条はんは性善説ですか？　えらい，ええお人ですなぁ」

「な？　富ちゃんそりゃあひどいよ！」

　先制攻撃を受けた三条君が言い返そうとしたが，「よし，判定じゃ！」とサケットくんの号令が飛ぶ。

「え？　もう判定するの？　じゃあ……富小路さん，じゃなくて肯定チーム！」

「おぉ，何だかわかんないけど1勝だ～」

　まだ乗り切れない肯定派のメンバーが小さくハイタッチをした。

◻ レビューは適切な研究を対象としていたか？

　肯）富小路さん「課題が目的に沿っているとか，材料になる研究デザインが適切であるって，当たり前どす。使えない論文集めても，どうもなりまへん！」

　否）三条君「でも，SRによってはRCTだけじゃなくてコホート研究の

データも入れているよ。そんなにばらつきがあってもいいの？」

「でも，前向きのコホート研究では対照群がありまへんけど，介入して
データをとっている研究があるなら，その分のデータだけでも使えまへん
か？　まぁ確かに，同じ集団から介入群と対照群に分けるほうがデータは
ばらつきませんけども。でも，コホート研究のデータが入っているSRと
入っていないSRがあったら，両方の結果を比べてみたらええんと違いま
すか？　百聞は一見に如かず。わてはもちろん厳しくチェックしてます！」

「そこまでしないといけないのって，結局富小路さんも信用していないわ
けだし，そもそも不便じゃん！　せっかくのまとめもので，時間や労力を
かけずに情報を提示してくれているはずなのに，そこに使われている論文
まで確認しないといけないのは本末転倒だと思うんだよ」

　迷った末にみやびが判定を下した。「うーん……まぁ，引き分け」

❸ レビューを行った人は対象となるすべての研究を 見つけようとしたか？

　肯）富小路さん「研究者はすごい努力をして世界中の研究を探すって聞
いてます。ある大学の先生なんか，海外の研究者に未発表のデータがない
かを尋ねるため，相手の時差にあわせて明け方まで待ってから大学の電話
で連絡するらしいです（経費の問題で大学の電話を使うらしい）。メール
じゃ信用できへん！　っておっしゃるらしいどす。コクランライブラリー
も，アジア圏など英語以外の言語で書かれた論文を各国の協力者に頼んで
収集し，英語に翻訳してRCTを集めておられるとか（詳しくは第13回）。
ほんっとにご苦労さんどす。有史以来すべての臨床研究を集めてるって，
すごくてゾクゾクしますなぁ」

　否）三条君「研究者さんは頑張ってるらしいよね。製薬企業のパンフ
レットとかチラシに載っている小さいデータまで徹底的に集めようとす
るって。でもさ，そういうデータって，妥当かどうか検証されないんじゃ
ないの？　ばらつきが増えるだけじゃない？　ゴミデータなんて，所詮は
ゴミじゃん！」

　みやびが言った。「うーん。質の低いデータを入れちゃいけないっていう
のは正論だよなぁ……。SRの作成者が頑張っているのはもちろんだけ

ど，ここは否定派に軍配！」

「うい〜!!」

　ようやく1勝をあげた否定派の3人が小声で勝どきを上げた。人がいないとはいえ，電車の中なのでマナーを守ってひそひそとバンザイをしているのである。

4 レビューの著者は対象となった研究の「質」を評価したか？（どの研究を選ぶかについては事前に定められた明快な基準を用いていること）

　肯）富小路さん「個々の論文の質を評価する指標としては，コクランライブラリーのリスク・オブ・バイアスツール（ROBツール）が使われることが多いと思います（第13回参照）。前はハダッドスケール（Jadad Scale）が多かったらしいですけど」

　否）三条君「ROBの図はときどきSRに載っているよね（注：この図については後半で解説）。ROBは，内容もなるほどって思えるチェックツールだと思うよ。でもさ，ランダム化ができてないとか，ITT（intention to treat）解析じゃないとかの理由で，評価が低い論文ではROBの図に赤い丸が付くことがあるじゃない。なのに，そのまま評価に使うじゃん。チェックはしてるけど，質がダメでもデータを使っちゃうのってどうなのよ？」

　肯定派チームはしばらくゴソゴソ相談した後，富小路さんが口を開いた。「SRでは個々の論文をROBツールでチェックして，評価が低い論文については重み付けっていう操作によって結果への影響を小さくするんでしょ。あかん論文は小さく加点して，良い論文は大きく加点する。それでええんやおまへんか？」

「本当にそれでいいの？　重み付けをすれば，たとえ論文の質が悪くても大丈夫なの？　質が悪い論文は使っちゃダメなんじゃないの？」

「ぐぐぐ……さあ，それは。SRを作ったことないし……」

「それにさ，論文の質の良し悪しって誰がチェックするのさ？」

「いや，それはROBツールがよくできていて……」

「だから，それを使って誰がチェックするんだよ？」

　肯定派チームが再度顔を寄せ合って，わさわさと相談する。ほどなく富

小路さんが否定派チームに向き合ったが，ちょっと目が泳いでいる。

「SRには，本文中にSR作成を担当した人のイニシャルが書かれております。筆者のうちの誰かのイニシャルなんで，所属やお名前はわかりますけどなぁ」

「その人は信用できるの？　富ちゃん，誰でも信用しすぎじゃない？　名前とか所属先を知ってても，信用できるかどうかわかんないじゃん。真面目にやってる先生でも間違っているかもしれないしさ。まさか，性善説なの〜？」

　やばい，押されている！　肯定派がさらにひそひそと相談した。

「えっと。それやったら，研究者の名前を検索して，COI（conflict of interest, 利益相反）がないかどうかは調べることができます。それと他の論文への関与も，PubMedで調べたらよお〜くわかります。それに，他のSRも参考にしたらよろし。それであまりにも他のSRと結果がかけ離れていたら，バイアスがかかっていることがわかりますえ！」

「だから，読むのにそこまでやるのって大変じゃん！」

　議論はしばらく続いていたが，平行線になったのでみやびが割って入った。

「SR作成者の背景も調べるっていうのは面白そうね！　良いSRを作るためには，できることを全部やって，わかってもらうようにきっちり書くしかないわよね！　ここは肯定派チームの勝ち！」

　この判定はおかしいとブーイングが起きたが，肯定派チームはハイタッチをして湧いた。

5 研究の結果がまとめられていたなら（メタアナリシス），まとめることは適当であったか？

　肯）富小路さん「まとめることが適当であったか……正直，考えたことおまへんでした。まとめているから論文になるし，まとめられることしかまとめないんじゃないかと……。この項目の意味するところは，各論文の質の違いが許容範囲で，メタアナリシスで統合することが許されるか？っていうことですよねぇ。研究ごとに質のばらつきはありますけど，私たちが習ったのはI^2統計量の大きさを見ることでした。何か問題でも？」

　否定派チームのみんなで相談してから，三条君が発言した。

「SRでそれぞれの論文の質が評価され示されているのはありがたいことだ

よね。論文をたくさん読まなくても，きちんと書かれている論文がわかる
し，SRにはそれらの結果が網羅的に示されていて本当に助かるよね。

　不均質性の検討に使うI²統計量，これって"アイ二乗統計量"って読む
んだけどさ，アイの二乗ってアイ×アイだから，愛情ですか？　って感じ
で。クスクス」

「あんた，途中から何を言うてますのん？」

　富小路さんがじっとりと三条君をにらめつけた。それを見ていたみやび
は吹き出してしまった。

　三条君が居住まいを正し，仕切り直した。「もともとコクランのQってい
う値があって，これも論文間の不均質性を評価する指標なんだけど，コク
ランのQは採用した論文数が少ないと検出力が低下するらしいんだよ。だ
から，論文の数でコクランのQを補正したものがI²統計量らしいんだよね」

$$I^2 = \frac{Q - df}{Q} \times 100$$

「なるほど，つまりI²統計量のほうが優れているってことですな。で，も
とになっているコクランのQ検定ってどういうものどすか？　それこそ，
否定派さんが意味も考えずに鵜呑みにしているなんてわけはありまへんよ
ねぇ……」

「いいぞ〜富さん！」

　ねちねちした追及に，肯定派も否定派も盛り上がってきた。否定派チー
ムをじっとり見つめる，富小路さんの切れ長の流し目がバキバキに決まっ
ている。（富小路さんの圧迫感，すごいわぁ……）とみやびも見とれてい
た。富小路さんの流し目にはファンが多く，「出た！」「富さーん！」と
チーム関係なくみんな大喜びである。

　ここで数人のスマホ画面が光り，光の交点に葉室の顔が空中に映し出さ
れた。

「あ，葉室先生のレクチャーじゃない？」

教えてノーハーム先生！

　こんにちは〜。まず，今回は私が統計を苦手にしていることをお許しくださいね。トリーシャ・グリーンハーフ先生が「車を運転するためにエンジンの構造を知っている必要はない」[2]と書いておられたことに背中を押されていままでEBMを学んできたもので……。皆さんも統計が苦手でも，諦めずに学び続けましょう！

　さて，三条君が話をしていたI二乗（I^2）統計量は，研究間の違いの大きさ，すなわち異質性を表す数値としてよく使われています。この統計量は，同様に研究間の違いを表すコクランのQから算出されるものです[3]。

　I^2統計量の目安として，

- 0〜40%　不均一性はないかもしれない
- 30〜60%　中等度の不均一性があるかもしれない
- 50〜90%　結構な不均一性があるかもしれない
- 75〜100%　かなり不均一である

という指標がコクラン・ハンドブック[4]に記載されています。

　コクランのQは多項の数値から検定を行うものです。例えば複数のランダム化比較試験（RCT）があって，この研究間の違いを表で示すとしましょう。RCT1〜nは，n本の同じテーマのRCTだとします。また項目1〜kは，例えば上の議論に出てきたROBで評価するような評価項目がk個あることを示します。そして各論文を項目ごとに評価し，−1，0，＋1などと点数化して表を作るわけです（表2）。ちなみに，下に示すROBツール2.0の5つのドメインだとkは5，論文が仮に10本あればnは10ということになります。

【ROB2.0：5つのドメイン】

D1：ランダム化に関するバイアス

D2：意図した介入によるバイアス

D3：データの欠落によるバイアス

D4：結果測定に伴うバイアス

D5：報告された結果の選択によるバイアス

表2 論文と評価項目の例

	評価項目1	評価項目2	・・・	評価項目 k	合　計
RCT1	0点	1点	・・・	1点	L1
RCT2	1点	1点	・・・	0点	L2
・ ・ ・	・ ・ ・	・ ・ ・	・ ・ ・	・ ・ ・	・ ・ ・
RCTi	−1点	−1点	・・・	0点	Li
・ ・ ・	・ ・ ・	・ ・ ・	・ ・ ・	・ ・ ・	・ ・ ・
RCTn	1点	0点	・・・	1点	Ln
合計	G1	G2	・・・	Gk	

コクランのQを計算するには次の式が用いられます。

$$Q = \frac{k(k-1)\sum_{j=1}^{k}(G_j - \bar{G})^2}{k\sum_{i=1}^{n}L_i - \sum_{i=1}^{n}L_i^2}$$

すごく難しそうですね～。でもよく見ると，数列の和を表すシグマくらいしか出てきません。

この式の意味ですが，先ほどの表で論文1本1本について各項目を評価していくと，論文ごとの合計点数（表のL1～Ln）と，項目ごとの合計点数（表のG1～Gk）を出すことができますね。コクランのQは，項目ごとの合計を分子，論文ごとの合計を分母とし，その比を出したものなんですね～。これで論文の質の差がわかる……ここからはすいませんが，検定の成書で深く学んでください。

さて，面白いのは，ROBでは表2を視覚的・直感的に理解できる図にしている点です。すなわち，図において，−1点の項目は赤色，0点の項目は黄色，＋1点の項目は緑色に塗ります。例を図1[5]に示しました（紙面の都合上，−1点はグレー，0点は薄い色アミ，＋1点は濃い色アミで表現）。こうすることで，全体的に赤（図1ではグレー）が多い場合は，そ

このシステマティックレビューで評価対象とした論文が縦の列に，評価項目が横の列に示されている。そして，各論文の評価項目ごとに，バイアスがかかっているリスクに応じて3色に色分けされている。

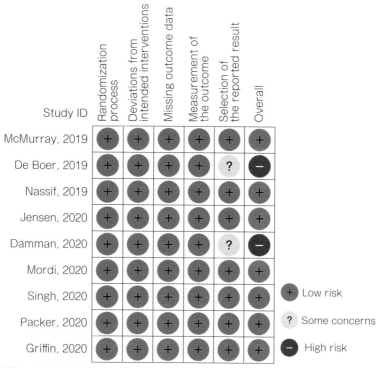

図1　SGLT2阻害薬の心不全への効果をみたシステマティックレビューに掲載されたROB

〔Chambergo-Michilot D, et al：Int J Cardiol Heart Vasc, 32：100690, 2020より〕

のテーマに関するRCTには評価の低い論文が多いということがわかります。逆に緑（図1では濃い色アミ）が多い場合は，よく作られた論文が多いということになります。

　三条君が言っていた「ROBの図」とはこのことです。これはコクランのQではありませんが，見た目に論文の質やばらつきが何となくわかるように配慮されています。

「I²とかコクランのQとか，検定はわからーん！　だけど，ROBの図が論文間の違いを色の違いで直感的に図示しているのって，見ればすぐにわかるよね」

「そうだよね。例えば図の色が赤，黄色，緑でばらばらだったら，論文の質がばらついているっていうだけだよね。図1のROBは緑（濃い色アミ）が優勢だから，すごく優秀な論文ばっかりでばらつきがないんだよね」

　メンバーから感想が上がるなか，否定派の三条君が割って入った。

「いやいや，油断しちゃダメだよ。SGLT2阻害薬は新しい薬だろ？　RCTの論文はどれもルールどおりに行っているように書くから評価が高いだけかもしれないぞ。2000年以前の論文はそういうルールがないから，全部評価が下がるって聞いたこともあるよ。年代によって論文の書き方が違うだけなのかもしれない」

「三条君，何だか厳しいわね〜。まぁ，両チームとも勉強になっているから両方とも優勝！」とみやび。

「ええ〜!?　いままでの議論，意味ないじゃん！」

　みんなの爆笑でディスカッションは終了となった。

　貸し切り状態の電車である。その後はEBMの話も学校の話もあれこれ飛び出し，笑いあり，時に誰かの告白にぐっと全員が集中，マジックのようにカバンからお菓子と飲み物が出るわ出るわ……。山の木々の新緑と，抜けるような青空が車窓に流れていった。

＊

　その夜，みやびは今日のことを思い返していた。いつものようにスマホが光り，サケットくんのアプリが起動した。画面の中でニコニコしている。みやびがサケットくんに語りかけた。

「システマティックレビューが嫌いって，最初は意味がわからなかったけど，ああやって話してみると確かに頼りないところもあるのね。鉄壁のエビデンスだと思って鵜呑みにしてたわ」

　サケットくんがうなずく。

「システマティックレビューが認められたのは，本当に最近のことなんじゃ。既存の論文を分析するということで患者さんを集める必要がなく手軽なもんだから，量産されるようになっておる。今後は質の担保が問題じゃな。それに，新しいRCTが出たらシステマティックレビューも刷新

しないといけないじゃろ？ 最近では，新しいエビデンスが出たらすぐに取り入れる『リビング・システマティックレビュー』という概念も提唱されるようになって，どんどん進化しているぞ[6]。まだまだ勉強しないと置いていかれるな！ でも，みやびならできるぞ。学習をもっと面白くするために頑張るんじゃぞ」

最近，なぜかサケットくんが優しくて，みやびはときどきハッとさせられる。アプリに背中を押されるのもどうだかな～とは思うが，EBMを学んでいても周りの誰からも理解されないので不安が募るのだ。

「ありがと。サケットくん」

聞こえたのかどうか，サケットくんはおでこにイエローカードを付けたまま，ニコニコしながら小さくなって消えていった。

🔑 Key Points

🗝️ CASPシステマティックレビューチェックシートは，A：論文の結果は信用できそうか（内的妥当性の検討），B：論文の結果，C：結果は現場に役立つか（結果の適用）という3パートからなる。

🗝️ I^2統計量は，研究間の違いの大きさ，すなわち異質性を表す。値が大きいほど各研究のバラつきが大きい。

🗝️ システマティックレビューを読んだら，チェックシートを使って周りの人と質を吟味してみよう。

【文 献】
1) 高垣伸匡，他：EBMの教え方を学ぶ；The 9th Oxford Workshop in Teaching Evidence-Based Medicineに参加して．EBMジャーナル，5：95-97, 2004
2) トリーシャ・グリーンハーフ：読む技術；論文の価値を見抜くための基礎知識．日経BP，2016
3) 城下彰宏，他：メタアナリシスの統計解析手法．心身医学，61：694-700, 2021
4) Cochrane Training：Cochrane Handbook for Systematic Reviews of Interventions（https://training.cochrane.org/handbook）
5) Chambergo-Michilot D, et al：Effects and safety of SGLT2 inhibitors compared to placebo in patients with heart failure：A systematic review and meta-analysis. Int J Cardiol Heart Vasc, 32：100690, 2020 （PMID 33335975）
6) BMJ Best Practice：Living systematic reviews: towards real-time evidence for health-care decision making（https://bestpractice.bmj.com/info/toolkit/discuss-ebm/living-systematic-reviews-towards-real-time-evidence-for-health-care-decision-making/）

診療ガイドラインは
どうやって作られる？

「医療の標準っていえば，やっぱガイドラインだよね」

「そうだよね。ガイドライン，いいじゃんって感じ。素直に従ったらいいんだから楽だよ。もしかして勉強なんていらないかも」

　今日はとある大学でのEBM勉強会である。いつものようにEBM勉強会のメンバーが話していると，七本松さんが手を上げて聞いてきた。

「あの……いいですか？　そもそもいったい，何がガイドラインなんですか？」

「え？　表紙に書いてるじゃん。ガイドラインって」

「ガイドラインって書いてあるからガイドラインだぞって，おかしくないですか？　学会とかの偉い先生が医療行為をまとめたら『ガイドライン』なんですか？　偉いからってむやみに従っていいんですか？」

　ふーむ……と，横で聞いていたみやびは考え込んだ。確かに，ガイドラインを「医療行為のまとめ」と考えるなら，その手のまとめは昔からあった。以前触れた壊血病の治療についてまとめた18世紀のJames Lind先生の本[1]だって，ガイドラインの一種といえるかもしれない（第13回）。みやびがそう言うと，堀川君が応じた。

「それなら，ヒポクラテス（紀元前4〜5世紀）の考えをまとめたギリシャの古い医学書とか，エジプトの医学書エーベルス・パピルス（紀元前1500年頃）とか，日本だったら医心方（984年），中国なら黄帝内経（紀元前200年頃）とか，医学のまとめは世界中にあるって医学概論で習ったじゃん。そういうのも全部ガイドラインになるってこと？」

「いや，それは教科書ですやろ」

「でもさ，教科書とかマニュアル本って，それを読んでお医者さんは医療をするわけでしょ。それがガイドラインじゃないの？」

「……何か違う気がするなぁ」

　そういえば，ガイドラインって何なのだ？　のっけから勉強会は座礁した。

● いったいガイドラインって何？

「またまた呼ばれました。ノーハームこと葉室能一です。暇なわけじゃないんですが，いつも勉強会から連絡があるときは家でのんびりしているんですよね，これが。今日はWebから参加させてもらいます。

　さて，ここで質問を。皆さんが思う医療のガイドラインとは何ですか？

　中山健夫先生（京都大学）によると，米国の組織である米国医学研究所（Institute of Medicine；IOM）が1990年に診療ガイドラインの定義を出しており，これが現在のガイドラインの原点になっているそうです[2]。現在のIOMによる定義はこうです。

"Clinical Practice Guidelines are statements that include recommendations intended to optimize patient care that are informed by a systematic review of evidence and an assessment of the benefits and harms of alternative care options."

"臨床実践ガイドラインとは，患者へのケアを最適にするための推奨（*recommendations*）を含んだ声明であり，エビデンスをまとめたシステマティックレビューと，さまざまな治療オプションの益と害の評価から構成されている"（翻訳筆者）

　ちなみにIOMについては，浦島充佳先生（東京慈恵会医科大学）がわかりやすい解説を書かれています[3]」

「なるほど，ガイドラインを名乗るには，エビデンスに基づいているのは当然のこととして，①患者のケアを良くするための推奨文が入っている，②システマティックレビューが行われている，③いろんな治療についてのリスク・ベネフィットの記述がある，こういうことが必要なんだね」

「確かに教科書とは違うね。教科書は対象が医療者だし，背景知識や筆者の経験，専門領域などが書かれている一方，疾患全体の知識やエビデンスは必ずしも網羅されていないよね」

「1990年に定義が出たって，比較的最近ですよね」

　葉室がパソコン画面のなかで大きく頷いた。

「世界のガイドライン環境が整備されてきたのは近年の進化なんです。一部ですけど，ガイドライン作成に取り組む主な組織の設立年を見てみま

表1　ガイドライン作成に関係する主な世界的組織

- **NCCN（National Comprehensive Cancer Network）**：1995年設立
  がん患者のケア・研究・教育を推進する米国の組織
- **NICE（National Institute for Clinical Excellence）**：1999年設立
  英国の組織で，世界を対象にガイドラインを作成・公開している
- **GRADE（Grading of Recommendations, Assessment, Development and Evaluation）ワーキンググループ**：2000年設立
  世界標準のガイドライン作成システム
- **Minds（Medical Information Network Distribution Service）**：2002年設立
  日本におけるガイドライン作成支援・普及のための組織
- **GIN（Guideline International Network）**：2002年設立
  国際的なガイドライン作成支援組織

しょう（表1）」

「EBMが世界に広がったのは1990年代って聞いたことがありますけど，ガイドラインもその頃から進化を始めたんですね」

「そう考えると，日本で2002年にMindsが設立されたのは早かったのか（Mindsについては第3回も参照）」

「そう！　ガイドラインの作成方法に関する世界標準はGRADEシステムですが，MindsもGRADEシステムを導入して，Grade centerの日本支部であるMinds Tokyo GRADE Centerを2019年に設立しています。着々と進化しているんです。GRADEシステムについては，メタアナリシスを実施するGRADEプロというソフトを提供したり，アウトカム中心にデータをまとめたりするなど，発表当時は斬新で衝撃的でした[4]。

　その一方で内容が複雑で学ぶのが大変でしたが，青森の開業医の相原守夫先生は個人の活動ながら精力的に情報発信して日本でのGRADEシステムの普及に努めています[5]。GRADEシステムの解説は当初，BMJ（英国の学術誌）などに論文として掲載されていましたが，文献を集めるのも読むのも大変でした。そこで相原先生は系統立った解説本を出版されたのです。これはおそらく世界的にも初めてのことで，日本語なので皆さんも読むことができます。

　現在はMinds Tokyo GRADE CenterのWebサイト[6]にさまざまな解説のコンテンツがあるほか，GRADEシステムの立役者の一人，ゴードン・ガイヤット先生が英語ですがYouTubeで解説をしています[7]。さらにEBM聖

地の一つ，カナダのマクマスター大学にはオンラインの資料が公開されています[8)]」

　みやびがつぶやいた。

「でも，こんなに私たちと同じ時代に動きがあるんだったら……私たちも何かガイドライン作成に関わることができないのかな？」

「ガイドラインの作成に？　読むだけじゃなくて？　そうか，そうだね。いままさに進化しているなら，参加する余地があるのかも。それに，最先端って面白そう！」

　堀川君が頷いた。他のメンバーも，ガイドライン作成に関わるというアイデアについて考え始めたようだ。

● ガイドラインはどこで手に入る？

　みやびのスマホが光った。サケットくんの登場である。

「ふるえるぞハート！　燃え尽きるほどヒート!!　お前たち熱いじゃないか。でも，さっきまでガイドラインって何だとか言ってなかったかな？　そもそもガイドラインを読んだことあるのか？」

「いや……ないけどさ」

「ガイドラインに関わりたいんだったら，まず読まなきゃダメじゃろう」

「ど，どこで売ってるの？」

「本屋さんでも買えるが，玉石混交で注意が必要じゃ。ガイドラインを勉強するなら，いいガイドラインを読まなきゃいかん！　Mindsのガイドラインライブラリ[9)]には，Mindsの基準をクリアしたガイドラインが無料公開されておる。ここから選んでどんどん読むのがよかろう」

● まずは読んでみよう

　サケットくんの号令をきっかけに，みんなでMindsのガイドラインライブラリを開き，気になるガイドラインを読み始めた。小一時間も経った頃，三条君が声を上げた。

「えーっと。1本読みきりました。いろんな情報が盛り込まれていました！」

「ガイドラインっておおむね，①序文，②ガイドラインの作成方法，③背景知識，④臨床疑問（clinical question；CQ）と推奨文・解説っていう構成が多いみたいですね。ガイドラインによっては，別冊で患者さん向けの解説を作っている場合もありました（患者さんのための乳がん診療ガイドライン2023年版，患者・市民のための膵がん診療ガイド2023年版など）。作成の経過まで丁寧に記述していることが多く，よく読むと作り方が伝わってきますね」と七本松さん。

「そうです！　ガイドライン作成の当事者と，Mindsなど関係するさまざまな人々の協力があって，日本のガイドラインは進化し続けています。最近では患者さんや家族がガイドラインの作成に参加したり，アンケート調査やインタビューによって患者さんの意向を調べたりするガイドラインも出てきています。患者ケアのためのガイドラインなわけですから，患者さんの気持ちを汲み取ることは非常に大切ですよね。利益相反（COI）についても詳しく記載するガイドラインが増えてきました。具体的なガイドライン作成方法については，Mindsがマニュアル[10]を出しています」と葉室が言った。

● ガイドラインを評価してみよう

「ノーハーム先生！　もっと深く読むにはどうしたらいいですか？」
「ガイドラインを吟味する方法が研究されています[11),12)]。世界中にガイドライン評価用のツールが何十種類もあるんです。チェックシートを使ってランダム化比較試験（RCT）やシステマティックレビューを吟味するように，ガイドラインもチェックシートで吟味します。最近はAGREEⅡ（The Appraisal of Guidelines for Research and Evaluation Ⅱ）という評価方法が多いと思います[13)]。Mindsでも導入されていて，日本語版も紹介されているので使ってみましょう[14)]。ただ，AGREEⅡは優秀なチェックシートですが，項目が多くてわかりにくい部分もあるので，簡単に解説しておきますね。表2は，AGREEⅡ日本語版に提示されているガイドラインの評価項目です。領域1から順番に見ていきましょう！」

表2 AGREE IIの評価項目

領域1. 対象と目的
1. ガイドライン全体の目的が具体的に記載されている
2. ガイドラインで取り扱う健康上の問題が具体的に記載されている
3. ガイドラインの適用が想定される対象集団（患者，一般市民など）が具体的に記載されている

領域2. 利害関係者の参加
4. ガイドライン作成グループには，関係するすべての専門家グループの代表者が加わっている
5. 対象集団（患者，一般市民など）の価値観や希望が調べられた
6. ガイドラインの利用者が明確に定義されている

領域3. 作成の厳密さ
7. エビデンスを検索するために系統的な方法が用いられている
8. エビデンスの選択基準が明確に記載されている
9. エビデンス総体（body of evidence）の強さと限界が明確に記載されている
10. 推奨を作成する方法が明確に記載されている
11. 推奨の作成にあたって，健康上の益，副作用，リスクが考慮されている
12. 推奨とそれを支持するエビデンスとの対応関係が明確である
13. ガイドラインの公表に先立って，専門家による外部評価がなされている
14. ガイドラインの改訂手続きが示されている

領域4. 提示の明確さ
15. 推奨が具体的であり，曖昧でない
16. 患者の状態や健康上の問題に応じて，他の選択肢が明確に示されている
17. 重要な推奨が容易に見つけられる

領域5. 適用可能性
18. ガイドラインの適用にあたっての促進要因と阻害要因が記載されている
19. どのように推奨を適用するかについての助言・ツールを提供している
20. 推奨の適用に対する潜在的に資源の影響が考慮されている
21. ガイドラインにモニタリングや監査のための基準が示されている

領域6. 編集の独立性
22. 資金提供者の見解が，ガイドラインの内容に影響していない
23. ガイドライン作成グループメンバーの利益相反が記録され，適切な対応がなされている

〔日本医療機能評価機構 EBM医療情報部：AGREE II 日本語版．pp2-3，2022年9月改訂（https://minds.jcqhc.or.jp/docs/evaluation/evaluation-tools/agree/agree2.pdf）より〕

教えてノーハーム先生！

■ 領域1　対象と目的

　領域1の3項目は，ガイドラインの目的がきちんと書かれているかや，ガイドラインの対象疾患が何で，その疾患のどういう問題に対するガイドラインなのか，誰のためのガイドラインなのかが書かれていることを確認しましょうということです。

　これらはガイドラインの序文や作成方法の項目に書かれていることがほとんどです。目的を書くなんて当たり前じゃん！と思うかもしれませんが，意外に書かれていないこともあります。そうかと思えば，患者さんのためのとても熱い目的を書いているガイドラインにも出会います。特に目的については，医療者と患者双方の目線から明確に書かれているかどうかを読み解いてください。

■ 領域2　利害関係者の参加

　この領域では，誰がガイドライン作成に参加したか，そして利用者は誰かという記載をガイドラインから探します。項目4に関しては，医療の専門家がガイドラインの作成に参加するのは当然ですが，作成者はその領域に十分な知識と経験があり，情報の収集と評価に取り組み，疫学・統計をいとわないなど，ガイドライン作成に十分な時間と労力をかけられる人，加えて金銭や学閥などの影響を受けない人であることが望まれますね。さらに，そのガイドラインに関わる他科の医師，他の医療職，ガイドライン作成の専門家などの参加も求められます。

　項目5は，ガイドライン作成にあたってアンケート調査などで患者さんや家族の意見を調べたかどうかも大切です。実際に大規模なアンケート調査をしているガイドラインもあります。近年では患者・家族が実際にガイドライン作成に参加することも徐々に増えています。ただ，患者・家族なら本来誰でも参加する権利があるのですが，具体的な人選の方法や参加の形などの方法論はまだ確立されていないので，今後の進歩が待たれますね。参加を希望する全員の意見がクラウドで集約され，ガイドラインに反映できるようなシステムがあったらよいのですが……。

一方，項目6は利用者に関するものです。利用者が「利害関係者」の括りに入っているのは変な感じもしますが，ガイドライン作成者が利害関係者になると，その価値観や意見がガイドラインに反映されてしまいますよね。ガイドライン作成者が利害関係者ではないように見極めていかないといけません。

■ 領域3　作成の厳密さ

ここでは，EBMのStep 2〜4にあたる部分や外部評価，改訂手続きについて評価します。項目7〜8では，文献の検索方法と見つけたエビデンスの選択方法がどのように書かれているかを調べます。

検索方法については，ガイドラインによっては検索に使用したデータベースや検索の式，検索期間などを詳細に書いていて，見つかった論文の構造抄録まで書いている場合もあります。詳しく書かれていると，読者が自分で論文を手に入れて読むことも可能です。そうやってガイドラインをみんなで吟味することは，より良いガイドラインを実現するために必要ではないでしょうか。最近では医学図書館の司書の方が検索を担当してくれることも多いようです。

次に，見つかったエビデンスをどう選んだか。選別する基準は個人の好みではなく，Mindsのガイドライン作成マニュアル[10]や他のガイドラインに準じることが必要です。CQと論文のPICOがマッチするかどうかや研究デザイン（症例集積研究，前向き研究，RCT，システマティックレビューや他のガイドラインなど）の種類などをもとに選択が決定されます。また，論文を選別する作業を一人で行うと間違いも起きるので，複数の人間で行うほうが安全です。どのような手順で，誰が作業を担当したのか，ガイドラインから探してみましょう。

次が項目9，さあ「エビデンス総体」です！　これは検索して見つけてきた論文たち＝エビデンスをまとめた全体像を指しています。場合によっては，これでメタアナリシスができて，統計的にエビデンスをまとめられるテーマもあります（量的統合といいます）。一方，論文の研究デザインなどがばらばらの場合は，テーマの担当者が文章によって結果をまとめて書くこともあります（質的統合といいます。ほとんどがこちらです）。

　ガイドラインでは，エビデンスが十分になくても，臨床的な問題がそこにある以上，必ず何らかの結論（推奨）を提示しないといけません。ここがシステマティックレビューとガイドラインの大きく違うところです。MindsやGRADEシステムではエビデンスのまとめ方やメタアナリシスの方法に関する指示など，便利なツールを提供していて，作成のための資料は十分に用意されています。ガイドライン作成者はMindsマニュアルやGRADEシステムを100%活用してほしいですね！

　項目10～12ですが，ガイドラインにはどのような臨床行為がどの程度勧められるのかという「推奨文」が書かれています。推奨文こそガイドラインの魂です。ある治療を実施することを推奨するのか，それともしないことを推奨するのか？ という方向性と，推奨の程度はどれくらいか？ という強さを明記することが必要です。重大な意思決定なので，その推奨文をどうやって作ったのか（会議でどうやって決定したかなど），どんな意見が出てどう修正したのかといった経過も，ガイドラインの利用者が理解できるように記載されている必要があります。また，参考にした論文も必ず載せておく必要があります。推奨は重要な部分なので，ガイドライン作成過程の透明性を担保する必要があるわけです。推奨文の作成方法についてもMindsやGRADEシステムで説明されています。

　項目13は，通常，ガイドラインの発刊に先立って「外部評価」が行われます。ガイドライン作成委員以外の人たちに評価をしてもらうわけです。外部評価は，誰がどういう方法で行うのかという方法論と，そこで出た意見をどうやってガイドラインに反映させるのかという2点がポイントです。まだまだ手探りの部分でもあるので，ガイドラインごとにどう実践しているのか読み解いてみてくださいね。

　項目14の「改訂」についても記載が必要です。新しいエビデンスは常に発表されます。それに応じてガイドラインも最新であってほしいのですが，新しい論文が1本出たからといって全面的に書き直すことは不可能です。新規のエビデンスが何本か出るごとに改訂するのか，2年や5年といった期間ごとに書き換えるのか？ 誰が改訂を実践するのか？ さらに改訂の予定と方法について記載しておくことが重要です。

　ガイドラインは生き物です。人間が医療を行い，知的活動として研究や

調査をする限り，常に知見は更新されます。ガイドラインがどうやって新しい知見に追いつくようにするのかを考え続けないといけませんね。

■ 領域4　提示の明確さ

項目15では「推奨文の書き方」を確認します。医療情報は，少ない労力で重要な情報を得ることが大事なので，そこで推奨文も短く，明確に必要な医療判断を示す必要があるのです。

現在のガイドラインの推奨の書き方として，その医療行為を行うのか行わないのかという方向性に加えて，それを「強く推奨する」のか「弱く推奨する」のかという程度も記載します。さらにエビデンスの強さも，「強い」「中程度」「弱い」「非常に弱い」という4段階で記載します[10]。

これによって推奨文は非常にスッキリした記載になるはずです。その問題点や注意点などは，その後に続く説明文に書かれることになります。ガイドラインの努力の結晶ですね。

項目16の「他の選択肢」については，例えば各種の手術や薬物療法について言及されていたり，それらがCQとして扱われたりすることが望まれます。臨床研究が少ないテーマや，保険診療ではないが一般的に行われているようなこと（サプリメントの使用など）についても記載がほしいところですね。ガイドラインを読めばすべてが載っているというのが嬉しいです。

項目17は「見やすさ」です。多くのガイドラインはすごい長くてページ数が多いので，ともすると情報を見失いがちです。読み物として，大事なポイントはわかりやすくしておく必要があります。カラーで示したり枠で囲ったりするなど，重要な情報は強調してほしいですね。

■ 領域5　適用可能性

項目18〜19は「適用」についてです。ガイドラインというのは臨床現場で使えないと意味がありません。非常に効果があると臨床研究で証明されていても（促進要因），まだ日本で承認されていない治療だったり，特殊な機械が必要だったり，治療技術をもつ医師が少ない治療だったり（阻害要因），そういう場合には結果を適用することができません。治療可能

な病院が限られているような場合は，その病院についても書いておく必要
があります。

　項目20は「資源」についてです。日本は保険のおかげで医療行為が極
めて安く抑えられていて，これは海外の環境と大きく異なる点です。しか
し，保険適用外の治療や入院費用といった，疾患に関連するもろもろの費
用についても情報はほしいものです。

　項目21は「モニタリング」です。治療の効果を知るためには採血や画
像検査などが必要ですが，行うべき検査の種類と，それら検査の時期や頻
度についての記載がないと，患者さんのフォローアップがばらばらになっ
てしまいます。これでは効果があるかどうかわからない状態が生まれ，患
者さんの不利益につながります。これは臨床データが揃わないことにもつ
ながるので，今後の医療の評価や効果の有無を判断できなくなります。さ
らに，ガイドラインが実際に活用されて医療の質が改善しているかどうか
ということも調査が必要です。関連学会でガイドライン活用状況について
アンケートをとっているケースもあります。ガイドラインは使われてこ
そ！なのです。

■ 領域6　編集の独立性

　ここでは利益相反（conflict of interest；COI）の排除を目指します。項
目22ですが，ガイドラインである薬の使用が推奨されれば，その薬の売
り上げがアップします。製薬企業としては，ぜひわが社の薬を推してほしい
と思うことでしょう。医療機器や，特定の人の利益になるような医療行為で
あっても同じことです。医療はこういった利益とむすびつくと本来の目的を
見失うことになりかねないので，ガイドラインでは利益に関わる関係を排
除していきます。こういう利益相反を「経済的COI」とよんでいます。

　また，最近では「学術的COI」も重要視されるようになりました。医
療者がガイドラインに関係することが実績となって地位が上がるようなこ
とがあると，出世のためにガイドラインを作るということになってしまい
ます。これもまた問題なのです。

　　三条君が質問した。

「でも，ガイドラインって日本じゃ学会が作るんでしょ。学会でガイ
　ドライン作成委員会に参加しているってなると，結構なステータス
　じゃないですか？　それだけで学術的COIになりませんか？」

「そのとおりです。このあたりのルールはまだ定まっていません。学
　会員が学術的COIを避けすぎると，ガイドライン作成に参加できな
　くなってしまいます。経済的COIがあってはいけないという大前提
　を大切にしたうえで，経済的・学術的COIが存在する人については
　意見を決める投票には参加しないなどの具体的な対策が必要ですね」

●ガイドラインの評価って……

　その後も葉室の解説は続いた。解説を聞きながら，勉強会メンバーは
AGREE Ⅱの評価表を使ってガイドラインの評価をしてみた。

「AGREE Ⅱって，ガイドラインの作られ方の評価ばっかりなんですね。
中身の評価はしなくていいんですかね？　ちゃんとメタアナリシスできて
いるのかとか，気になりますけど」

「やろうと思えば，書き方でごまかせる項目が多くないですか？」

「いやいや，これだけのことを確認したらきっと大丈夫よ！」

　いろいろな意見が出たが，定刻にて勉強会は終了になった。AGREE Ⅱ
は作り方の評価に重点を置いたチェックシートだが，勉強会メンバーに
とっては，こんなにも作り方にこだわることや，作り方という一つの側面
にこれほどたくさんのチェック項目があることが驚きだった。こうやって
作られたガイドラインが患者さんのために役立っていくんだな……と，メ
ンバーはめいめい想いながら帰路についたのであった。

＊

　みやびは下宿でゴロゴロしながら今日の勉強会を思い出していた。

「どうやって作られたかを詳しく知ることから，信用が生まれるのね」

　確かに，信用している人のことは生い立ちまでたくさん知っている。人
の信用度を判定するチェックシートがあったら怖いな……とりとめもない
想いが流れていく。

　今日の勉強会で，ガイドラインが人類の知恵とデータの結晶であること
はよくわかった気がする。でも，どうやったら普通の人たちに喜んでもら
えるようにガイドラインを活用できるのだろうか？　リウマチだった仲良
しの河原町さん（第1回）や，自分の友人・家族が幸せになるためにガイ
ドラインをどう使ったらいいのだろう？　何のアイデアも湧いてこない。
考えているうちに眠れなくなっていた。
「もう！　とにかく読もう！　頑張ろう！」

　みやびは寝るのを諦めて，机に座り直した。ノートパソコンを立ち上げ
てMindsガイドラインライブラリのWebサイトから新しいガイドライン
を開いてみる。そういえば，いつもやかましいサケットくんが今晩は立ち上
がらなかった。みやびとガイドラインを包んで，夜は深々とふけていく。

🔑 Key Points

🔑 ガイドラインは，①推奨文の記載がある，②システマティックレビュー
　が行われている，③治療のリスク・ベネフィットの記載があるなどの特
　徴をもつ。

🔑 ガイドラインの作成方法や評価方法は年々進化を遂げている。

🔑 ガイドラインの評価ツールとしてAGREE Ⅱがある。気になるガイドラ
　インを題材にチェックしてみよう。

【文　献】
1) Lind J：A treatise of the scurvy. In three parts. Containing an inquiry into the
　nature, causes and cure, of that disease. Together with a critical and chronological
　view of what has been published on the subject. Sands, Murray and Cochran for
　A Kincaid and A Donaldson, 1753
2) 中山健夫：診療ガイドラインの今・これから．東京女子医科大学雑誌，88（臨増1）：
　E2-E9, 2018
3) 浦島充佳：Institute of Medicine（IOM）の役割．日本内科学会雑誌，99：107-113,
　2010
4) GRADE（https://www.gradeworkinggroup.org/）
5) 相原守夫：診療ガイドラインのためのGRADEシステム 第3版．中外医学社，2018
6) Minds Tokyo GRADE Center（https://minds.jcqhc.or.jp/minds/grade/minds-
　tokyo-grade-center/）
7) YouTube：Speech by Dr. Gordon Guyatt on, "Strength of Evidence" 21st August,
　2021

8）McMaster University：GRADE Online Learning Modules（https://cebgrade. mcmaster.ca/）

9）Mindsガイドラインライブラリ（https://minds.jcqhc.or.jp/）

10）Mindsガイドラインライブラリ：Minds診療ガイドライン作成マニュアル2020 ver.3.0（https://minds.jcqhc.or.jp/methods/cpg-development/minds-manual/）

11）Vlayen J, et al：A systematic review of appraisal tools for clinical practice guidelines: multiple similarities and one common deficit. Int J Qual Health Care, 17： 235-242, 2005（PMID 15743883）

12）Graham ID, et al：A comparison of clinical practice guideline appraisal instruments. Int J Technol Assess Health Care, 16：1024-1038, 2000（PMID 11155826）

13）AGREE（https://www.agreetrust.org/）

14）Mindsガイドラインライブラリ：評価ツール（https://minds.jcqhc.or.jp/evaluation/ evaluation-tools/）

16 EBMの診断って どういうもの？

● 時は流れて……

「EBMを学んで患者さんの役に立とう！」と思った一般学生の海老田みやびは，EBM勉強会を通じて各地のEBM学習者と一緒に勉強会やワークショップで学んできた。

　みやびが大学を卒業してからあっという間に10年が経ち，いまは30代半ばになっていた。一般学部の大学生だったにもかかわらず，彼女は学生時代を医療系の学生たちとEBMワークショップや勉強会に明け暮れて過ごし，卒業してからは一般人も対象とした，エビデンスに基づいた医療情報や情報システムを提供する仕事を立ち上げ奮闘している。「スマホにあなた専用の外来を！」をキャッチフレーズにしたそのシステムは，しかしながら販売が伸びず苦戦していた。

「そりゃまあ，外来に行きゃ済んじゃうからねぇ」

　みやびは自嘲気味につぶやきながら，会社で提供しているEBM講義の資料を作っていた。みやびの解説はおおむね好評だったが，参加者はいつも数名しかいなかった。EBMでメシは食えないって，先輩方はみんな言ってたなぁ……といつも思い出す。EBMは1990年代から世界的に流行した医療の判断と実践の様式だが，「EBM科」などないし「EBM学会」も存在しない。EBMは公衆衛生学でもなく，生物統計学でもない。EBMは何なのか，なぜ存在しているのか，そもそも不思議な存在なのがEBMである。当然サラリーも発生しないのだ。

　かたわらのスマホの画面には，サケットくんがゆらゆらしながら微笑んでいた。みやびが初代のサケットくんを開発したのを「謎の組織」に改造されて以来，新しいサケットくんにはAIが搭載され，ChatGPTが大流行した追い風もあり，いまでは医療者のアイテムとして広く使われていた。

　みやびのスマホにインストールされていた偉そうで口の悪い初代サケットくんは，機種変更で次のスマホに移せなかった。代わりに新しいバージョンのサケットくんを「謎の組織」が提供してくれたが，それは慇懃な物腰のまったくの別人だった。みやびは初代サケットくんが入った古いスマホを大切に保管し，時々立ち上げてはいろいろな話や相談をした。しかし，数年が過ぎる頃にはそのスマホもサケットくんも動作が不安定になり，ほとんど動かなくなっていた。

● 診断に関するいろんな思考法

　みやびは参加者の前で呼吸を整えた。今日のワークショップのテーマは「診断」である。彼女は医師ではないため実際に診断することはないが，学んでみて物の考え方が変わり，診断は医師であるか否かにかかわらず重要な思考過程だと思うようになった。猪突猛進なみやびは，あるときは知識不足，またあるときは思い違いと，ありとあらゆるミスをしてきたが，以前，日本のEBMを引っ張ってきた福岡敏雄先生（現 倉敷中央病院副院長）から診断の考え方を学ぶ機会があり，それから急に失敗が減って自分でも驚いたことがある。EBMの診断について学んでから，みやびはものの考え方がガラリと変わったのを感じたのだった。

　みやびのアイスブレイクで参加者が笑った。アイスブレイクだけは昔から外したことがない。人知れず緊張しながら，診断のレクチャーが始まる。「医師が正しい診断にたどり着くまでの思考過程は一つではなく，いくつかに分けられることが知られています[1),2)]。これから主なものをご紹介します」

　みやびは切り出した。

教えてみやび先生！

■ パターン認識法

　まず，パターン認識法から。これは瞬間的な認識に頼った方法で，患者さんの症状や状態が，自分が以前学んだ疾患の特徴と一致するときに診断

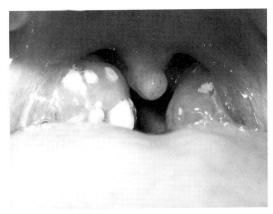

図1　この病気は何？
〔https://en.wikipedia.org/w/index.php?title=File:Tonsillitis.jpg/
tonsillitis, 2006, Michaelbladon より〕

を下すやり方です。「見たらわかる」「聞いたらわかる」のがこれですね。
判断のスピードが早いので，効率的に仕事をするには非常に実用的です。
経験がものをいう思考・判断方法ともいえます。

　例えば，図1は何の病気でしょうか？　喉が痛くて咳はない患者さんで
す。見ると両側扁桃の腫大があり，扁桃炎と考えられます。扁桃炎の原因
菌は溶連菌，Epstein-Barrウイルス，サイトメガロウイルスなどがあり
ます。

　医師が普通に日々の診療を行い，経験を積むことで作られていくのがパ
ターン認識です。これは経験則なので，日常臨床において一般的で数の多
い疾患に強いのが特徴です。しかし，便利な反面，思い込みの原因にもな
り，誤診につながることもあります。パターン認識に関する2つの側面を
ご紹介しましょう。

1) ヒューリスティック：パターン認識の強み

　ヒューリスティックって何となく聞いたことはありますよね。これは心
理学などで使われる用語で，発見的手法とか心理的近道と呼ばれることも
ありますが，一口に言えば，経験や先入観によって正解に近いレベルの答
えを導き出す方法をいいます。日本語では「経験則」という言葉が近いと
されます。

　このヒューリスティックには，代表性ヒューリスティックと利用可能性ヒューリスティックがあります。代表性ヒューリスティックは，患者さんの症状と医師の記憶にある疾患の典型的パターンが一致する度合いに応じて，医師の頭に浮かんでくる直感のことです。パターンがうまく合えば効率的に疾患を同定できます。

　また，利用可能性ヒューリスティックは，容易に頭に浮かび，利用しやすい経験や情報に頼って判断する方法です。医師は日常的にすぐ頭に浮かぶ疾患に加えて，記憶のなかから系統的に鑑別疾患を探し出す努力をすることで，よりたくさんの選択肢を思い浮かべることができます。

2）アンカリング：パターン認識の落とし穴

　アンカー（anchor）とは錨（いかり）のことです。最初に見た数字や条件に引っ張られて，その後の判断が無意識に左右されてしまうのがアンカリングです。例えば，一つの症状に集中しすぎて，最初につけた診断を修正するのが難しくなるような現象を注意のアンカリングとよびます。思考過程があるポイントで固定されてしまい，以後に起こる変化や修正に抵抗を示すようになってしまう認知バイアスの一種ですね。

　アンカリングの例を2つ挙げてみます。

- 甲状腺機能亢進症の患者で，バセドウ病だけだと思って採血しかしていなかった。実は甲状腺疾患に腫瘍も合併していることが後日判明した。
- 発熱患者に実施した新型コロナウイルス抗原検査が陰性だったので風邪薬を処方した。患者は翌日フラフラになって再診されたので，今度はPCR検査を実施して帰宅させた。患者はその夜に状態が悪化して搬送され，尿路感染症による菌血症と判明した。

　これらのケースでは，バセドウ病だけだろう，新型コロナウイルス感染症（COVID-19）に違いないと思い込んだアンカリングのために，他の疾患を検索しなかったことが間違いや診断の遅れにつながっています。

　アンカリングについては，経験を積み，勉強していくことでパターン認識自体に思い込みや勘違いを回避するような膨大な情報が詰め込まれて，複雑な判断を行うことが可能になっていきます[3),4)]。

■ アルゴリズム

　これは検査や治療行為のプロセスを事前に設定しておく方法です。症状による仮診断や検査結果に応じて，自動的に次の診断や検査が決定され，最終的に正しい診断に至るという方法です。医学書やガイドラインを開くと，多種多様なアルゴリズムが載っていますね。病院で使われるクリニカルパスもアルゴリズムの一種です。

　一例として，蘇生の方法をまとめたACLS（Advanced Cardiovascular Life Support），ICLS（Immediate Cardiac Life Support），BLS（Basic Life Support）では多数のアルゴリズムが作成されています（図2）。意識がない患者さんや心臓が止まった患者さんに救命処置は一刻を争います。どうしようかな？ と考えている暇はないので，あらかじめさまざまな場面を想定して作られたアルゴリズムに沿って救命行為を進めていくのです。

　心肺蘇生や救命のアルゴリズムでは，グループワークで診断と心臓マッサージ・人工呼吸を同時に進めるトレーニングを何日もかけて行います。思考と動作が一致するようになるまで鍛え上げるわけですね。

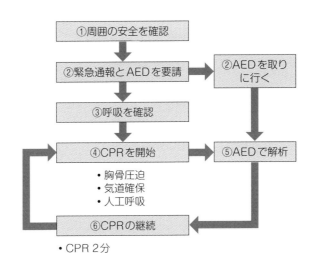

図2　BLSアルゴリズム
〔日本ACLS協会ガイド：BLSとは？（https://acls.or.jp/dictionary/bls/）より〕

アルゴリズムの適応はごく狭い領域ですが，適応があれば非常に素早い方針決定ができ，決まっていることへのスムーズな対応が可能になります。

■ 徹底的検討法

患者さんに関するすべての症状やデータを集め，これらを網羅的に調べ上げてから，得られた情報をふるいにかけて診断を絞り込んでいく方法です。症例検討会でよく行われている手法で，考えられるすべての疾患を挙げ（rule in），また除外していく（rule out）ので，特に珍しい疾患の診断では医師がもっている知識と経験を投入できるのが強みです[5),6)]。

この徹底的検討法は思考を研ぎ澄ませるにはとても良いトレーニングなのですが，問題点は非常に手間がかかることです。勉強になる症例を準備するのも，関連する疾患をすべて調べ上げるのも，さらに継続するのも本当に大変です。熱意なしにはできないトレーニングなので，徹底的検討法によるカンファレンスは学習者からみれば「熱心な病院」「指導に熱心な医師」という評価につながると思います。

■ 仮説演繹法

EBMの診断で独特であり大切なのは，この思考法です。ベイズ理論に基づいた考え方で，ベイズ理論は後にGoogleなどの検索にも応用されています。

仮説演繹法では3つの段階を繰り返して診断の精度を上げていきます。ある疾患の診断名を考えるとき，
①まず可能性のある疾患を複数思い浮かべ，リストを作って仮説を立てる
②患者について新たな情報（病歴，身体所見，検査結果）を得る
③情報に従って疾患のリストを入れ替えたり仮説を見直したりする
という方法になります。具体的に考えてみましょう。

例）一昨日から38℃の熱を出した患者さんが外来にやってきた
①疾患を複数思い浮かべ，リストを作る
・上気道感染：COVID-19，インフルエンザ，他の感冒
・下気道感染：肺炎など

- 消化管の感染：感染性の胃腸炎など
- 固形臓器の感染：肝炎，胆嚢炎，腎盂腎炎など
- その他：血液疾患，膠原病などさまざま

⇒情報が少なすぎて，これでは熱が出るすべての疾患がリストに挙がって
　くるので，すぐに情報を追加して絞り込みを行う。

②患者について新たな情報を得る

「一昨日からすごく喉も痛いんです。咳も出ています」

⇒咽頭を見ると，見た目にはまったく普通だった。

③喉が痛くて咳が出ている→上気道に病気の中心があるようだと考える

見た目に扁桃炎は否定的だ

上気道感染：COVID-19，インフルエンザ，他の感冒がいったんリストに
残される

⇒これだけでは診断になっていないので，さらに②新たな情報を得る。

②'　新型コロナウイルス抗原検査をした→陽性だった

③'　診断としてCOVID-19の可能性が高くなった

②"患者さんにさらに問診すると，数日前に職場でCOVID-19の患者が出
　て，当人とマスクを付けずに話をしていたことが判明した

③"COVID-19が診断名として極めて濃厚になった

⇒診断はCOVID-19として対応を進めていく。

　　こんな具合です。EBMの本で「診断」について書かれているのは主に
この方法です。違う言い方をするなら，

①まず仮説のリストを立てて，ある病気が原因である確率＝事前確率を考
　える

②問診や検査により情報を得て絞り込みを行う

③得られた情報によって事前確率が変化し，事後確率になる

⇒つまり，事後確率＝事前確率×検査や問診による情報

　　この事後確率が次の事前確率となります。そうやって①→③を繰り返し

て仮説を絞り込んでいく，というものです。

　ここで押さえておきたいポイントは2点です。

・診断名の仮説を立てて，その確率が検査によって変化すること

・検査をして確率が変化した仮説が，次の仮説になること

　仮説演繹法の利点は，実際的で理解しやすいこと，論理的な診断思考プロセスで検証・伝達が可能であること（経験則や勘は伝えられない），パターン認識法にも徹底的検討法にも使えて応用範囲が広いことなどです。この考え方に沿って考える練習を積み始めると，他の診断や思考方法も洗練されていきます。

● いざ，EBMの診断を体験しよう！

　仮説演繹法による診断をビジュアル的に実感できる方法があるので体験してみましょう！　ファーガンのノモグラムというものです（図3）[7),8)]。ちなみにですが，文献8はEBMの金字塔です！

　COVID-19のシナリオをもう一度使いましょう。外来に発熱の患者さんがやってきました。あなたはCOVID-19の診断をすることにします。まず，患者さんの条件からCOVID-19の確率（事前確率）を自分で決めますが，もしも次のような背景だったら感染率はどうなるでしょうか？

ⅰ）COVID-19の流行が収束し，何カ月もCOVID-19の症例が発生していない状況

ⅱ）COVID-19の流行第X波の真っ最中。患者さんの職場では10人中9人がCOVID-19を発症した

　この2つの状況で，それぞれ目の前の患者さんが新型コロナウイルスに感染している可能性は何％でしょうか？　数値を決めて書き出してください。この「事前確率を自分で決める」ことに医師以外の人はよく驚きますが，ここは自分で決める部分なのです。このとき，いままでの経験や地域での疾患流行に関する基礎知識も問われるわけです。

■ 尤度比を知る

　次に，この患者さんにあなたは新型コロナウイルス抗原検査をしてみる

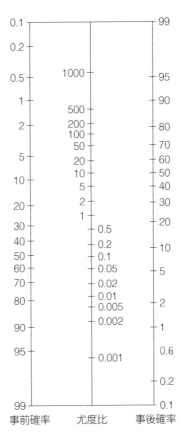

図3 Fagan Nomogram

〔Fagan TJ：N Engl J Med, 293：257, 1975より〕

ことにしました。検査にはすべて「感度」（sensitivity）と「特異度」
（specificity）という検査の正確さを表す指標があります。そして，そこ
から計算される「尤度比」（likelihood ratio）を用いると，ファーガンの
ノモグラムで事後確率が出てきます。

　尤度比というのは，ある検査の「確からしさ」を表す数値です。後述す
るように，ある検査が，最も正確とされる別の検査（ゴールドスタンダー
ド）と比較してどの程度正しい答えを導き出せるのかという割合（感度と
特異度）から尤度比は計算されます。陽性尤度比の目安は次のようになり
ます。

- 10以上：その検査は確定診断に使える
- 5〜10：その検査はある程度有効
- 2〜5，あるいは0.2〜0.5：これでは検査後の確率（事後確率）と検査前の確率（事前確率）の差が大きくならないので検査はあまり有効ではないが，場合によって重要な差となる場合もある
- 1〜2，あるいは0.5〜1：その検査が有効なことは滅多にない

　ここでは，新型コロナウイルスのPCR（RT-PCR）検査に対して，抗原検査がどの程度同じ答えを導き出したかをもとに，陽性尤度比の値を考えていきましょう。

　ある文献によると，COVID-19患者において抗原検査が陽性となる（陽性）尤度比は4.4とのことです[9]。あれ？　2〜5の間ということは，あまり参考にならないのでしょうか？　ちなみに，他にも報告はあるので，PubMedで"covid19 antigen test，sensitivity，specificity，likelihood ratio"などと入れて検索してみましょう。日本語でも情報がありますよ。

■ 事前確率と尤度比から事後確率を導く

　さて，先ほどのシナリオで，皆さんが考えたCOVID-19の感染確率（事前確率）は何％くらいだったでしょうか？　ⅰ）の条件では低い値，ⅱ）では高い値になったのではないでしょうか。

　仮にⅰ）の条件でCOVID-19に感染している確率が10％くらいだと思った場合は，ファーガンのノモグラムで事前確率の線の10にマークを付けてください。そして，真ん中の尤度比の線で，先ほど言った4.4くらいのところにマークをしましょう。その2点を結んだ直線が右の事後確率の線と交わる点が検査後の確率になるのです。事前確率10％と尤度比4.4のポイントを結ぶと，事後確率はだいたい30％くらいになるのがわかるでしょうか？　ここでのポイントは，事前確率が低ければ，抗原検査をしたところで事後の確率も結局低い値になるということです。

　では，ⅱ）の条件はどうでしょう。患者さんがCOVID-19に感染している確率は高そうですね。仮に90％くらいだと思って，同様にノモグラムにマークをしてみてください。事後確率は95％くらいになるのではないでしょうか。事前確率が非常に高いときに抗原検査が陽性になっても，や

はり事後確率にあまり変化はないのですね。

■ ゴールドスタンダードの検査と他の検査

　抗原検査の精度の指標となったPCR検査は，診断の領域ではゴールドスタンダードとよばれます。最も真実を反映する検査ということです。COVID-19に限らず他の疾患でもたいていの場合はゴールドスタンダードの検査があり，臨床家は何か検査を行うときは，実施する検査と対応するゴールドスタンダードの検査の2種類を常に想起しながら検査計画を立てています。

　例えば，検診で調べた便潜血の結果，陽性が出たらどうしますか？　この場合，目先のゴールドスタンダードは大腸内視鏡検査になります。では，内視鏡検査を実施して病変があったらどうでしょう？　細胞を採取して調べた病理検査をゴールドスタンダードと考えたりしています。実施する検査とその上位の検査，常にこの2つを想定しながら診療が進んでいくのです。

　では，難しい質問ですが，ゴールドスタンダードのさらに上位に位置する検査は何でしょう？　こうなると神検査って感じがしますが，これは本当に難しい問題です。皆さんはどう思われますか？

　COVID-19や大腸がんなどの疾患があるかどうかを調べたいのに，便に血が付いているかどうかやウイルスのDNAが検出されるかどうかを調べていくのが臨床検査です。よくよく考えると，疾患が存在しているのか，それが健康に影響を与えているのかといった問題とは微妙に違うことを調べているわけですね。

　疾患を診断しようとしながら，少し意味合いの違った検査について考えるということが診断の難しさであり，医療者が知恵を絞るところでもあります。いろいろな検査を実施しているうちに，真実はどこにあるのかわからなくなってくることもあります。

● おまけとして

　せっかくですから，感度，特異度，陽性尤度比，陰性尤度比の計算方法

表1　新型コロナウイルス検査の2×2表

		RT-PCR検査 (ゴールドスタンダード)	
		陽性 (疾患あり)	陰性 (疾患なし)
コロナ抗原検査	陽性	a	b
	陰性	c	d

a+c＝疾患 (COVID-19) をもつ人の数
b+d＝疾患 (COVID-19) をもたない人の数
c：疾患があるのに抗原検査が陰性になった人の数 (偽陰性)
b：疾患がないのに抗原検査が陽性になった人の数 (偽陽性)

表2　感度・特異度・尤度比

感度 a/(a+c)	「疾患をもつ人数」のうち, 「検査陽性の人数」の割合
特異度 d/(b+d)	「疾患のない人数」のうち, 「検査陰性の人数」の割合
偽陽性率 b/(b+d)	「疾患のない人数」のうち, 「検査陽性になった人数」の割合
偽陰性率 c/(a+c)	「疾患をもつ人数」のうち, 「検査陰性になった人数」の割合

陽性尤度比	感度/(1－特異度) ＝[a/(a+c)]÷[b/(b+d)]
陰性尤度比	偽陰性率/特異度 ＝[c/(a+c)]÷[d/(b+d)]

について簡単にお伝えします。表1を見てください。COVID-19診断のゴールドスタンダードであるPCR検査の結果に基づいて疾患, つまりCOVID-19のあり/なしを分け, それと抗原検査の結果を組み合わせています。

- aは, PCRが陽性で, 抗原検査も陽性なので, 抗原検査は合っている
- bは, PCRが陰性で, 抗原検査は陽性なので, 抗原検査は間違い (偽陽性)
- cは, PCRが陽性で, 抗原検査は陰性なので, 抗原検査は間違い (偽陰性)
- dは, PCRが陰性で, 抗原検査も陰性なので, 抗原検査は合っている

このa〜dを使って感度・特異度・尤度比を表したのが上の表2です。
COVID-19の場合, a〜dのリアルなデータがWeb上に公開されています

ので，興味のある方は調べてみてください。ちなみに，「マクギーのフィジカル診断学」[10]はさまざまな身体所見の感度や特異度が記載されているマスターピースです！

● 診断の迷路にはまる瞬間

　検査のデータを臨床現場で計算する機会は，医師でもほとんどないのです。でも，自分が関わる検査について数値を追求するトレーニングは重要です。大切なのは，

- 事前確率（検査前確率）を推定し，それが検査の結果によって変化して事後確率（検査後確率）が算出される（ベイズの法則）という感覚をもつ
- いくつかの検査では，だいたいの確からしさ（尤度比）を把握しておく
- 疾患の発生率が多いか少ないかで検査の意義が変わってくることを理解する（事前確率という概念をもつ）

などのポイントです。これは医師ではなく一般の方にとっても大切なものだと思います。

　最後に。20世紀のベルギーの画家，ルネ・マグリット作の「イメージの裏切り」という絵画をご存知でしょうか（Webで簡単に見ることができます）。どう見てもパイプの絵ですが，その下には「これはパイプではない」と書かれています。パイプではない？

　医療者は疾患の存在を証明したいわけです。でも，疾患そのものの存在を証明するのは無理なことも多いのです。検査の結果というのは，はたして疾患の存在を証明したといえるのでしょうか？

　パイプの絵は，パイプなのでしょうか？　私たちは単に絵の具やパイプのイメージを見ているだけなのかもしれません？　診断を学ぶと，そんな迷路に迷い込んでしまうような一瞬があります。

● エピローグ

　みやびは診断のレクチャーをどうにか終えた。診断の話は難しく，いつも必死である。説明を終えて顔を上げると，参加者たちは微妙な顔をして

いた。また失敗した……。終わりの挨拶も空気は重く，二度と参加してくれないだろうという確信が湧いてくる。どっと疲れて，みやびが椅子に沈み込んでいるとドアがノックされた。

「はあい？」

「あ，参加者の広小路と申します。今日はお疲れ様でした。はい〜」

　広小路さんは中堅の薬剤師だった。みやびが学生時代にワークショップで挑戦した診断の解説を聞いてから，ずっとEBMを学んできたが，久しぶりにWebサイトで講師のみやびの名前を見つけて，懐かしくて申し込んだのだという。

「あ，あのクソプレゼン……」

　みやびはそのときのプレゼンをはっきり覚えていた。史上最悪の出来で，しばらくパワーポイントに触れなくなった。広小路さんも「確かにあのプレゼンはひどかったです。はい〜」とうなずきつつ，こう言った。

「でもレクチャーの良し悪しと，学習者が学び続けるかどうかは別ですよ。あのとき，学生がこんなにやるんだって思ってEBMの勉強が身近に降りてきたような気がして。みやびさんのレクチャーはド下手でもいいんです！はい〜」

　誰がドヘタやねん！ と突っ込んで2人で大笑いした。スッキリして帰路についたみやびは，電車でニヤニヤしながら夕日を眺めた。幸せが湯気になって，体から立ち昇るようだった。

🔑 Key Points

- 🔑 医師の診断に関連する思考過程として，パターン認識法，アルゴリズム，徹底的検討法，仮説演繹法などがある。
- 🔑 ベイズ理論に基づいた仮説演繹法では，疾患仮説を立て→追加情報を入手し→その情報に基づき仮説を見直す，というプロセスで行われる。
- 🔑 ファーガンのノモグラムでは，事前確率と尤度比に基づいて事後確率を視覚的に検討することができる。
- 🔑 事前確率の概念を知り，疾患の発生率に応じて検査の意義が変わってくることを理解しよう。

【文　献】
1）情報文化研究所：情報を正しく選択するための認知バイアス事典．フォレスト出版，2021
2）Haynes RB, et al：Clinical Epidemiology；How To do Clinical Practice Research 3rd edition. Lippincott Williams & Wilkins, 2005
3）小嶋祐介：レジデントのための内科診断の道標．日本医事新報社，2022
4）ローレンス・ティアニー，他：ティアニー先生の診断入門 第2版．医学書院，2011
5）NHK「総合診療医ドクターG」制作班・編：医者は病気をどう推理するか．幻冬舎，2012
6）松村理司，他・編：診断力強化トレーニング What's your diagnosis? 医学書院，2008
7）Fagan TJ：Letter：Nomogram for Bayes theorem. N Engl J Med, 293：257, 1975（PMID 1143310）
8）古川壽亮：エビデンス精神医療 EBPの基礎から臨床まで．医学書院，2000
9）Elli S, et al：Diagnostic accuracy of rapid antigen test for COVID-19 in an emergency department. Diagn Microbiol Infect Dis, 102：115635, 2022（PMID 35216863）
10）徳田安春・総監訳：マクギーのフィジカル診断学 原著第4版．診断と治療社，2019

17 EBMワークショップを開こう！

◆ ワークショップって必要？

　EBM勉強会で仲間とともに過ごした学生時代から10年，社会人になったみやびは，医療情報や情報システムを提供する仕事に奔走していた。今日はEBMの勉強会とワークショップを立ち上げる依頼を受け，依頼者に会いに来た。

　みやびに依頼してきたのは，とある薬剤師会で学術を担当している竹内雅代先生と丹下悦子先生だった。2人はさまざまな勉強会を精力的に主催している新進気鋭の薬剤師なのだ。

「いまも定期的に論文の抄読会は続けていますが，もっと論文や医療情報を使って参加者が活気づくようにしたいんです。勉強会の参加者は多くないですし，若手は上司から指示されて参加するので，微妙な空気になってしまうこともあって」と丹下先生が話した。

「確かに，楽しい抄読会を作るのは難しいですよねぇ」とみやびが頷く。

「あの，EBMワークショップっていうのはどういうものなんですか？　資料をもらいましたが，内容は自分で勉強したら済むと思うので，正直，わざわざ大人数で集まることの意義がわからないのですが……」と竹内先生が言った。2人とも，頭が切れそうだな～とみやびは思った。2人の学ぶことへの意欲が迷いなくて強い。上昇気流に乗るように，自分まで未来へ飛ばしてくれそうに感じていた。

「確かにEBMの内容は独習可能ですし，むしろワークショップは知識を増やすことには向いていないですね（表1）。でも，すでにもっている知識をうまく利用できるようになるためのトレーニングとして，ワークショップはものすごく効果的なんです。同じ知識レベルのチームで問題点を共有して解決することで，知識量は増えませんが，知識が深まったり経

表1　各々の学習形態の特徴（筆者の私見）

	授業形態	知識の伝授	知識の運用スキル	意欲の向上
授業，講義，レクチャー	大人数が効率的	○	×	×
ワークショップ（最初のレクチャーは除く）	小グループが多数集まる	×	○	○
勉強会	少人数	○	△	△
オンライン	独り	○	×	△

験値が増えたりする効果があります。

　例えば演劇でいうと，名演技をするにはセリフを覚えただけでは駄目ですよね。同じセリフで演技をしたとしても，情感を込めてみたり声や動きを変えてみたりという工夫を，みんなで考えながら凝らしていくと随分レベルアップするはずです[1]。医療でも，薬や治療の効果に関する知識を，患者さんへの説明や服薬指導など医療現場でいかにうまく使うか工夫することが大事ですよね。同僚へのプレゼンを練習することなどもそうですが，知識を実際に現場に適用する部分がワークショップで磨き上げるポイントになります。それに，講義やレクチャーでは知識を増やすことができますが，学習態度は受け身になります。その点，ワークショップでは自主的な参加型になりますから社会人には打ってつけです。楽しく学ぶことで計り知れないモチベーションも得ることができて，いいことづくしですよ！　いまは大学院でもワークショップデザインのプログラムがあるくらいで，関連する書籍も多いメジャーな分野なんです[2]-[6]」

「なるほど……。それじゃあ，例えばレクチャーを午前にやって知識を増やして，午後にワークショップで知識を深めるというのは有効なプログラムになるんでしょうか？　それなら，いまの研修会の最後にミニワークショップを付けてみてもいいかも」

　丹下先生，鋭すぎる！　とみやびは勢い込んで前のめりになった。

「さすがです！　レクチャーとワークショップを使い分けると，学習者を受け身にさせずに，得た知識の活用を積極的に考えさせることも可能にな

りますね」

　みやびはしばらく説明を続けて，さらに竹内先生，丹下先生と一緒に，初の薬剤師会ワークショップの具体的な話を詰めていくことになった。とりあえず，2人に向けたみやびの説明が始まった。
「ワークショップにはいったいどんな準備が必要でしょうか。順を追ってご説明しますね」

教えてみやび先生！

■ 主催者とスケジュールを決める

　まずは，EBMを学ぼうとする人のためのワークショップを企画したい，という人を探しましょう。大学の先生[7]-[12]，病院や薬局の研修・学術担当者，地域の医師会や薬剤師会など，探してみると結構おられるものです。

　主催者として適任な方は，場所の提供ができること，費用についてもある程度相談に乗ってくれることです（実際に出してくれなくても，相談に乗ってほしいのです）。主催してくれる人を探し，企画を相談するだけでも皆さんの人生は広がります。もちろんワークショップを自分で開けたらよいのですが，場所やお金が大変です。自分で開くなら，まずEBM勉強会を開いてみましょう！　これはすごく大きな経験になります。

　開催することが決まったら，だいたいの場所と開催日を決めましょう。その2カ月前から準備と参加者の募集を始めます。

■ 場所は大切です

　ワークショップでお金が一番かかるのは「場所代」です。もしも大学の部屋を借りることができたら，安く開催することが可能になります（主催者を探す理由の一つです）。場所代が高額→参加費が上がる→参加者が来ないのです。

　皆さんもこの機会に出身校の医局や研究室に挨拶に行ってみるのはどうでしょうか？　ワークショップ企画を持ちかけるのは何もおかしなことではありません。卒業生が大学に戻ってくることを喜んでくれる教室も，少なからずあるはずです。医療者も大学とつながることで，臨床研究の機会

が広がったり図書館が使えたりするようになってさまざまなメリットが得られます。

　ちなみに，海外ではこういった医療のワークショップの参加費はすごく高額で，後述する英国のCASPワークショップだと30万円以上になります。情報に対する評価の高さがうかがえますね。私たちも頑張って質の高いワークショップを作り，自信をもって提供しましょう！

■ 日程を決めるときの気づかい

　学会シーズンは避けて開催しましょう。それと大学で開くなら，試験シーズンは先生も学生さんもとてもじゃないですが大変です。梅雨時や初冬くらいだとイベントがなくて開きやすいと思います。

● 2カ月前になったらスタッフと一般参加者を募る

■ スタッフ（と書いて「盟友」と読む）を集めよう

　EBMワークショップではスモールグループ学習をします。6〜7名のグループごとに1名，できたら2名，レクチャー＆お世話係のチューターを付けましょう。2名にするのは，医療者は都合で来れなくなることが多いので保険の意味です。また，ベテラン2名の意見は非常に貴重ということもあります。これができたらこれほど贅沢な環境はありません。

　ここで，「教育が好きだ！」とか「勉強になる！」などの理由で，安く協力してくれる先生がいたら助かりますね。ワークショップは長時間なので，仮に時給2,000円だと8〜9時間働いて2万円近くになってしまいます。全員で20万くらいになってしまって，とても払えません。これと逆に，医療業界は兼業禁止の薬局や病院が多くなっているので，お金を受け取ってもらえなかったりもします。この費用をどうするかは非常に大切な問題ですので，ワークショップごとに主催者と相談しないといけません（ここで相談に乗ってもらえる主催者が大切なのです）。

■ 一般参加者を集めよう

　主催者のニーズに合う人をまず想定しましょう。大学の先生であれば，

大学全体や系列の他大学に対する人の募集もできて，実績として報告できるかもしれませんし，ゼミの人たちをチューターに据えて成長してもらうのも一つでしょう。

　参加者の募集方法は，大学ならメーリングリストなどの利用が簡単かつ効果的でしょう。一般参加ならSNSでの募集，Peatix，note，こくちーずなどいろいろありますが，どの程度集まるか目途が立たないのはつらいところです。また，地域の医師会や薬剤師会にお願いして募集の許可をもらうのも一つです。

　人数は欲張らず，10人でも20人でもやってみましょう！　収益が必要なイベントと異なり，一緒に学ぶ仲間が増えたらそれでよいのです。私の場合，参加者が130名くらいのことがありましたが，スモールグループが20個くらいになって本当に大変で，全体の意見もうまくまとめられませんでした。60人程度までがワークショップとしての長所を活かせる気がします。

■ 物品の準備

　ワークショップの日程にあわせて会場を確保したら，次は物品の準備です。必要な物品を挙げます。

- 5～6名が向き合って座れる机と椅子
- Webがつながる環境とノートパソコン
- プレゼンテーションのためのスライドを映し出せるスクリーンとプロジェクター
- スモールグループには，それぞれ黒板・チョークやホワイトボード・ペン。A1などの大きな紙とマジックで代用することもある
- マイクも複数必要

　一般の会議室だとそれぞれにお金が発生し，この費用は参加費に跳ね返ってきますから，確認して準備を進めましょう。

● 腕の見せ所！　内容を詰めよう

■ 文献を選ぼう

　私の場合，スタッフが選んだり投票してもらったりと，いろいろな方法で決めています。個人的にはNew England Journal of MedicineやJAMAなどのメジャー雑誌に載ったランダム化比較試験で始めるのがお勧めです。でもなかには，システマティックレビューで始めたワークショップもありました。特にルールはありません。

　参加者が今後も自分のいる医療現場で学びやすいように，一般的な疾患（高血圧，脂質代謝異常，関節リウマチ，悪性腫瘍など）がテーマになっている文献を選ぶと，そこで触れられている薬剤や治療に後々関わることになったりしてオトクな感じがします。できたら副作用や費用の問題なども含まれている文献のほうが参加者の気持ちが入り込みやすくて望ましいでしょう。

　と言いながら，特殊な疾患のICUでの治療に関する論文を扱ったワークショップも過去にはありました。くどいですが，ルールはありません。

■ シナリオを考える

　ワークショップでは臨床シナリオ（コーディネーターが作成する仮想の症例シナリオ）を使って，患者さんのストーリーを中心に展開していきます。臨床シナリオの良し悪しは，ワークショップに大きく影響します。

　シナリオ作りのポイントは，

- みんなが問題にできることを取り上げる（ダイエット，内服薬，リハビリなど）
- 具体的な検査データや病期は知識も身につくので盛り込む
- 杓子定規な対応にならないように，患者さんの心情を盛り込む

ことでしょうか。副作用，医療費の負担，減薬の希望，介護の負担，予後など，薬物の治療効果以外の面にも焦点を当て，患者側の視点でシナリオを作るのがよいと思います。

　シナリオで想定する場面は，病院，診療所，薬局，在宅医療などになります。作成する側にとっても，さまざまな場面を考えることは日頃の仕事

に役立つ経験になります！

　あまり重くならないように，A4で1枚以内の読みやすい長さがお勧めです。皆さんが心に残っている患者さんのことを思い出してください。その人の記憶に助けてもらいながら，シナリオを一歩一歩完成させましょう。ただし！　個人情報保護にはくれぐれもご注意をお願いします。名前，年齢，住居，すべて架空にしてくださいね。

　シナリオ作りについてはColumnで詳しく解説しています（p.199）。

● 当日のプログラムを作ろう！

　参加者の背景知識に違いがあるので，基本的知識に関するレクチャーを入れるのが好評です。EBMの概論，臨床試験の基本，吟味する論文に関する必要な講義（不整脈，脂質代謝異常などの病態各論）を行います。大きな組織が主催母体の場合は講師を頼んでくれることもあります。

　午前にレクチャーが終わったら，昼頃からはEBMのスモールグループ学習に進みます。EBMの5つのステップ（表2）に沿って，シナリオをもとにPICOを立てるStep 1から開始し，臨床研究論文の吟味（Step 3），情報の適用（Step 4）と進むのがお勧めです。Step 2の情報収集は別メニューのセッションになります。

■ Step 1　疑問の定式化

　まず，全体で共通の臨床シナリオをグループごとに読み，参加者各自でPICOを作成して疑問の定式化をします。この部分が一般的なグループ

表2　EBMの5ステップ

Step 1	疑問を定式化する	PICO/PECOの作成
Step 2	エビデンスを探す	情報の検索・収集
Step 3	批判的に吟味する	論文の内容を評価
Step 4	臨床に還元する	患者への適用
Step 5	全体を振り返る	Step 1〜4の評価

ワークによくあるアイスブレイク（緊張を解くためのゲームなど）になるので，EBMワークショップではアイスブレイクをする必要はありません。逆に無理にアイスブレイクをしてもらうと医療者のご機嫌を害することもあるので……気をつけましょう。

■ Step 2　情報の検索

　検索セッションは別の日に設けることが多いです。検索セッションを開催する場合は，図書館司書さんの協力を仰ぐとすごくハイレベルな検索を体験できますよ。

■ Step 3　情報の批判的吟味

　これがワークショップの要です。使用する論文と，EBMのチェックシートを事前にメールで配布しておきます。そして，チェックシートを使って論文を吟味します。これにはCASP Japanチェックシート（現在ホームページ改装中です。必要な方は著者までお問い合わせください）や南郷栄秀先生（聖母病院総合診療科）のThe Spellチェックシートなどがありますので，手に入れてください（チェックシートについては第13回参照）。これらに沿って論文の要点をチェックし，内容を検討します。チェックシートの使用により，批判的吟味において共通の着眼点を得ることができ，グループワークの効果がいっそう有効になるのです。

■ Step 4　情報の患者への適用

　Step 3に続き，これも非常に重要なセッションになります。吟味した結果を，シナリオに登場する患者に適用するかどうか，どのように患者に説明するかなどをグループで検討します。こういうとき，医師じゃないから考えても仕方がない，と思うのは間違いです。医療行為の適用を考えることは，医療者でも一般人でも本当に大切な経験なのです。ここは，すべてのプログラムが終わって，最後のまとめとしてみんなで話し合います。

　本当はStep 5として「反省」がありますが，それは個人やワークショップ後の食事会で個別に任せています。

当日の準備も大事です

表3に当日必要な物品を示しました。物品以外については「打ち上げの準備」があります。コミュニケーションと食事は切っても切り離せない関係にありますから，最後はおいしく食べてディスカッションです。

なお，私はいままで果たせませんでしたが，大人の学びをテーマに研究されている中原淳先生が「ラーニングバー」という企画をしています[13]。その名のとおり，お酒もたしなみながら，多様なバックグラウンドをもった人が集まりリラックスした雰囲気のなかで真剣な議論や学びが交わされる場のことです。ワークショップの後，そのまま食事や飲み物を出せるようなレクチャー番外編があったりすると，本当に楽しい学びになりそうですね。

表3　当日用意する主な物品

お茶，お菓子	存続している勉強会にアンケート調査をしたところ，「無料の食べ物が出る勉強会」は，会が続くオッズが高くなったそうです。お茶とお菓子はたっぷりと！
紙コップとマジック	自分のコップには名前を書いて，スモールグループディスカッションで使いましょう
領収書	病院や大学などに費用の申請をする人も多いので必要です。主催者名や，書類をどこに渡したらいいのかなど，主催者に事前に相談しましょう
画用紙，ホワイトボード用ペン	本文にも書いたので詳細は割愛。施設備え付けのホワイトボードのペンは書けないことが多いので，レクチャーをする人は自分用のものを持っておくのがベストです
名札ホルダー	所属と名前はお互いわかるようにしましょう。それでグループにのめり込める度合いが変わってきます。ホルダーは安いもので十分です
参加者名簿	受付で使います
資料の予備	必ず忘れてくる人がいます。コピーに走る時間がもったいないですよ

■ 部屋の確保は再確認を

　部屋のカギがないとかダブルブッキングとか，困ったことも起こりえますので，くれぐれも準備には気をつけましょう。借りた部屋は前よりもきれいに，付属している物品も何もなくさずに返しましょう！

　部屋は，大学の講義室に見られるような階段状ではなくフラットな部屋が必要ですが，広さについては参加者が狭く感じなければ十分です。机と椅子が必要ですが，机は大きすぎると参加者同士が離れてしまうので困ります。「もしビールがあったら盛り上がるだろうな」という大きさが理想です。宴会とスモールグループは基本，同じなのです。以前，階段教室が準備されたワークショップがありましたが，スモールグループを見て回るのが本当に大変でした。

■ 当日の朝

　突発的な参加やお休みの人が必ず出てきます。当日の連絡先をしっかり伝えておきましょう。また，スタッフの誰かに頼んで，1～2名分のお弁当を余分に買っておきましょう。お弁当を忘れて昼に買いに行く人がいるのですが，食べながら参加者がいろいろなことを話すのでもったいないのです。参加者をどっぷりワークショップに浸してあげましょう。

■ チューターミーティングをする

　ワークショップが始まる前と終わった後は必ずミーティングをしましょう。論文の難しい点や疑問をきちんと解決しておくことはもちろん，難しい点についてはグループをどう引っ張るのか，チューター同士で意思疎通を図ったほうがよいでしょう。

　チューターにとってワークショップは大きな経験なので，最初のミーティングで備えを十分にして，終わったらみんなでまとめをしないともったいないのです。特に失敗をした場合には，その見直しとフォローが大切です。というわけで，ミーティング大事です！

● エピローグ

　みやびは，丹下先生，竹内先生とじっくり相談し，ワークショップは開催に向けて動き出すことになった。

　3人で帰路について，みやびはいままで参加したEBMワークショップのことを，思い出に耽りつつ話していた。会場が爆笑に包まれたプレゼンテーションや，目からウロコの文献吟味で驚いたことなど，話は尽きなかった。3人で話をしながら，みやびのなかに疑問が湧いた。

「でもワークショップって，静かなタイプの人には向いていないんですかね？」

　確かに，黙って見ているタイプの人も一定の割合でいる。すると，丹下先生がニコニコしながら話した。

「もともと海外の学習方法ですから，アピールして当然という面はあるかもしれませんね。でも古いことわざですけど，『門前の小僧 習わぬお経を読む』というように，黙ってこっそり見ている学習者というのは日本では認知されていますよ。だから私たちは，参加者が黙っていても，静かに自分で考えて学んでいるかどうかを見極めてあげないといけませんね」

　なるほど……と感心しつつ，みやびはワークショップで出会った静かな学習者たちのことを思い出していた。

　EBM学習者で教育者の3人は夕焼けのなかを駅に向かって歩いていた。真昼の沸騰しそうな日差しも，カリカリのフライパンみたいな地面も少し落ち着いて，風には涼しさも感じられる。しかし，EBMワークショップの企画を練り始めたみやびからは，陽炎のように熱気が舞い上がっていた。

【文　献】
1) 鴻上尚史：演劇ワークショップのレッスン よりよい表現とコミュニケーションのために. 白水社, 2023
2) 青山学院大学：ワークショップデザイナー育成プログラム（https://wsd.si.aoyama.ac.jp/）
3) 山内祐平, 他：ワークショップデザイン論 創ることで学ぶ 第2版. 慶應義塾大学出版会, 2021
4) 中野民夫：ワークショップ 新しい学びと創造の場. 岩波書店, 2001
5) Jaques D, et al：Learning in Groups: A Handbook for face-to-face and online environments 4th edition. Routledge, 2006

6) Elwyn G, et al：GROUPS: a guide to small group work in healthcare, management, education and research. CRC Press, 1993

7) 高垣伸匡，他：神戸薬科大学におけるEBMワークショップの導入と評価．薬学教育，4：jjphe.2019-032，2020

8) 清水　忠，他：薬剤師生涯教育としての「化学構造式ワークショップ」の試みとその評価．兵庫医療大学紀要，6：9-16, 2018

9) 上田昌宏，他：システマティックレビュー論文の評価と活用に向けたワークショップの実践とその評価．薬学教育，3：jjphe.2018-041, 2019

10) 上田昌宏，他：薬学生を対象としたチーム基盤型学習によるEBM教育　兵庫医療大学における取り組み．薬学教育，4：jjphe.2019-033, 2020

11) 上田昌宏，他：大阪薬科大学でのチーム基盤型学習によるEBM演習．薬学教育，6：jjphe.2021-028, 2022

12) 小田中徹也，他：医学系大学院でのEBMワークショップ　図書館員の参加とその効果．医学図書館，50：150-154, 2003

13) 中原　淳：知がめぐり，人がつながる場のデザイン　働く大人が学び続ける"ラーニングバー"というしくみ．英治出版，2011

Column!　シナリオ作りを考える

　みやびは，ワークショップで使うシナリオがどうしても書けなかった。

「駄目だ！　何にも出てこない！　ノーハームに作ってもらおう！」

　そう叫ぶや否や，みやびはスマホで葉室を呼び出した。

　自分の代わりにシナリオを作ってくれ！と泣きつかれ，画面のなかで葉室はガックリと首を垂れた。

「いや，シナリオは自分で作りなさいよ……。自分の作った物語をもとにワークショップが展開していくのは，なかなかできない貴重な経験だよ？」

「そんなこと言っても，シナリオの作り方なんて誰も教えてくれないじゃない！　そもそもノーハームは何を考えて作ってるのさ？」

「うーんそうかぁ。えーっとまず，シナリオを作る背景なんだけど，

①健康・臨床上の問題があり，それを解決する論文をもとに書く場合（問題＆論文セット）と，論文だけをもとにシナリオを書く場合（論文から問題を作る）の2通りがある。

②メタアナリシスやランダム化比較試験といった，確固たるエビデンスがある。

③話題が何らかの形で，使用する参加者に馴染みがある。

④論文は微妙な結果であるとなお良い。

　こういう背景が大事かな……」

「①〜③はわかるわ。でも，④の微妙な結果っていったい何なの？」

「研究結果に白黒がついていないと，シナリオを自由に作りやすいんだ。それにエビデンスをもとにみんなで悩むことが勉強の一つだからね。明らかに効果的な結果だと結果の適用を考える必要がないもんね！　効果が小さいとか，アウトカムが現場と異なるとか，これを元にどうしたらいいんだろう……って悩んでもらわないと！　最近みやびは何か健康のことを誰かに話していない？　ご両親は健康のことで何か言ってない？」

「そういえば，このあいだお母さんはLDLコレステロールが高いって健診で指摘されて，相談してきたの。だからスタチン内服を勧めたら，私は健康だぁ！　病院には行きたくない！　って逆ギレされたのよ！　どう思う!?　なんで私が怒られなきゃいけないの！　いったい何の相談なの？」

「いやぁ，みやびのお母さんって感じだねぇ……」

と葉室は苦笑しながら続けた。

「その話って，さっきの話に関連させると，①LDLの値が高いことと，受診や内服が嫌だっていう問題が見えているよね。②スタチンについては臨床研究が多いからエビデンスはあるし，③参加者に馴染みのある話題だから，いいシナリオになるよ」

「④の論文が微妙な結果っていうのは，どうなの？」

「脂質異常症にスタチンを投与するのって，心血管系疾患の予防が一番大切なエンドポイントだろ？　でも，そのNNT（number needed to treat）は200前後くらいで，効果は大きくないよね（NNTについてはp.36）。そういう点がお母さんにとっては何が得なのかわかりにくいんだと思う。病気の症状がなくなれば患者さんにとっての益がわかりやすいけど，血圧や脂質の治療は予防効果が伝わらないからね。どうやってお母さんに納得してもらうか？　をみんなで考えてもいいと思うよ」

「そうか。あの話がシナリオになるのか……」

　スマホの向こうから葉室がパチパチとキーボードを叩く音がして，画面にシナリオが表示された。

みやびママのシナリオ

　ある日の海老田家の食卓にて。

お母さん「この前の健康診断で『悪玉コレステロールが高い』って言われたんよ」

みやび「あかんやん！　だいたい食べ過ぎやねん！」

お母さん「あんた！　いらんこと言わんといて！　ちょっとこれ見てよ」

　お母さんは健診の結果をみやびに見せた。項目は少なく，身長と体重，AST，ALT などの肝機能と，LDL コレステロールくらいしか測定されていない。LDL は 180 mg/dL と高いが，他の数値は正常範囲だった。

みやび「おかん，LDL 高いからスタチンを飲むのが普通やで」

お母さん「あんた，病院に行って病気でも見つかったらどうすんの！　だいたい医者通いも薬もタダと違うんやで！　そもそも私は元気なんやし！　勝手なこと言わんといて！」

「……えーっと，私こんな関西弁とは違いますけど……。中身は納得です」とみやびは言った。

「そうしたら，今度は主人公をお母さんから冠動脈疾患がある男性に変えてごらん」

「え？　ちょっと待ってね……」

　みやびはキーボードを叩いて，短いシナリオを書いた。

男性のシナリオ

　あなたは薬剤師である。ある日，男性の患者さんから相談があった。

「いつもコレステロールが高いって言われるんですけど，大丈夫でしょうか？」

　年齢は65歳，身長160cm，体重70kgである。外来には糖尿病と高血圧の内服治療で10年来通院している。HbA1cは6.5％前後，血圧は130/80mmHg前後だ。

　LDLコレステロールは160mg/dLくらいである。10年前に心筋梗塞を起こしており，循環器内科に受診していたが現在は近所のクリニック通いをしている。

「主人公を中肉の男性にして，糖尿病と狭心症があるようにしたんだけど……」

「そうだね。2つのシナリオで大きく違うのは，お母さんは治療を受けることに対して乗り気でないけど，男性は病気が心配で治療を受けたそうであること。お母さんには基礎疾患がなく，男性にはある，という点だね。それだけでも脂質異常や血圧などの予防医療を巡って，患者さんや僕たちの気持ちが変わるよね。それに，お母さんのシナリオは明るい雰囲気で日常生活を感じるけど，男性のシナリオには重さがあって，病院通いの空気が出ている。勉強会の参加者によっては心筋梗塞について細く設定してもいいだろうし，シナリオは簡素なままにして，具体的な患者さんの状況を参加者にプレゼンしてもらってもいいね」

　葉室は時計を見た。

「最後のポイントは，『ズレ』を盛り込むことだ。現実の世界は何事も『ズレ』があって，僕たちはそれを何とか誤魔化したり埋め合わせたりしながら生活している。これについては人生でも臨床でも，経験がものをいう部分なんだ。僕はズレが内包されているシナリオを非常に大切だと思っている。エビデンスをめぐるズレが発生する場所は，

・論文と患者さん
・医師と患者さん
・医師と他の医療従事者（医師−医師，看護師−薬剤師など）
・論文と医療現場のセッティング

などなど，いっぱいあるんだ。エビデンスがあって有効性がわかっていても，その薬や治療がその患者さんには使えないとかね。シナリオワー

クは，こういったズレをどう埋めるかっていうトレーニングになるんだ」

「例えば論文が米国で作られていて，参加者が白人ばかりで，日本人の
データじゃないとかもズレなの？」

「そう！　エビデンスは必ず僕たちが生きる世界とはズレてるんだ。そ
こに着目すると，シナリオワークが日常生活の知恵に変わる。例えば，
さっきのシナリオに少し追加をしてみるよ」

男性のシナリオ追加（続き）

　男性には心筋梗塞の既往歴もあるので，脂質異常症の治療方針
についてクリニックに問い合わせてみた。すると医師から，「スタ
チン処方したらCKが上昇して，ひどい筋肉痛が起きたんだよ！
とても内服なんてさせられないよ！　余計なこと言うんじゃない
よ！」と怒られ，電話を切られてしまった。

　スタチン以外の薬もあるし，LDLは放置できないと思うものの，
どうしたらよいのだろうか？

「これがズレなの？」

「そうだよ！　心筋梗塞の後はLDLの値を下げたほうがよいということ
にはエビデンスがある。でも，副作用が発生したことや主治医の先生
とのコミュニケーションの問題によって，うまくいってないよね。エビ
デンスがあって，現場の問題でうまく適用できないことを，僕は『ズ
レ』ってよんでいるんだよ」

「なるほど……」

Column!　日本で行われてきた主なEBMワークショップ

■ 愛知県疫学研究主催のEBMワークショップ

　日本のEBMワークショップの草分けでした。全国の都道府県で1回ずつ開催するのを目標として開催されました。

- 1回目：愛知　名古屋第二赤十字病院
- 2回目：栃木　自治医科大学地域医療学センター
- 3回目：愛知　名古屋市立大学医学部（主催不明）
- 4回目：福岡　九州大学総合診療部，九州歯科大学歯科保存学第2講座，飯塚総合病院
- 5回目：北海道　札幌医科大学医学部地域医療総合医学講座
- 6回目：石川　金沢医科大学総合診療部
- 7回目：広島　HCA Hiroshima Critical Appraisal（EBMの在野の勉強会）
- 8回目：東京　K-JC（EBMの在野の勉強会）
- 9回目：愛知　金城学院大学薬学部
- 10回目：奈良　奈良医科大学総合診療部

　情報がWebから消えていて間違っているところもあるかもしれませんが，お許しください。日本のEBM黎明期は間違いなくこのワークショップが支え，走り出したのだと思っています。主催者を見ると，病院もあれば大学もあります。特に7～8回目は在野の勉強会が主催していました。参加予約が取れなくて，PCの前にかじりついてマウスをクリックしていたのを思い出します。EBMも進化しているので，再開してほしい企画だとつくづく思っています。

■ EBM-Tokyoワークショップ

　2023年7月に43回目のEBMワークショップを開催している，モンスターワークショップです（http://ebm.umin.ne.jp/）。主催は以前の回でもご紹介した南郷栄秀先生（聖母病院総合診療科）で，長年EBMの普及に取り組まれています。南郷先生が凄いのは，学生とのEBM勉強会を20年以上続けているところです。しかもその勉強会は，医学生，薬学生，看護学生，歯科学生など分野を超えて多彩な参加者がいるので

す。多職種間学習が自然と成立している勉強会なんですね。いつまでも続いてほしい勉強会とワークショップです。

■ CASP Japan ワークショップ

こちらは小規模なワークショップを希望する人たちに提供してきました。CASPについては本書でこれまでたびたび紹介していますが，英国発の，EBMを無理なく学べるように作られた勉強会から小規模ワークショップ用のプログラムです。日本では現 倉敷中央病院副院長の福岡敏雄先生がCASP Japanを立ち上げて運営してきました。こじんまりして，アットホームなワークショップなことが多いです。

その後，筆者がStudent CASPワークショップという企画をすることになり，あちこちの薬科大学で主に薬学生さんを中心に，EBMを経験してもらう活動をしていました（現在はコロナ流行後，再開できていません）。第17回の文献7〜11に挙げた文献はこの活動が基盤になっています。

神戸薬科大学では約10年で計10回を開催して終了となりました。学生さんはワークショップと本当に相性が良いので，今後もどこかの大学で再開したい活動です。

この他にもたくさんのEBMワークショップが開かれてきましたが，記憶力の都合でご紹介できません。また新しいワークショップで皆さんと一緒に勉強したいものです。

18 David Sackett, 最後の講義

　新年度が始まり夏らしくなってきたある夜，みやびは仕事が終わって夜遅く自宅に帰ってきた。週に数回は出張で全国を飛び回る日々。家についた彼女はヘトヘトになり，ベッドで最新のスマホをいじっていた。すると画面が光り，サケットくんが突然立ち上がった。

　学生のとき，みやびの相棒ともいえる存在だった偉そうで口の悪い初代サケットくんは，機種変更のとき次のスマホに移せなかったため，「謎の組織」が新しいバージョンを提供してくれたが，それは慇懃な物腰のまったくの別人だった。そのサケットくんが一礼してみやびに話しかけた。
「みやびさん。お願いいたします。初代サケットくんが呼んでいます」
「え？　どういうこと？」

　最新版のサケットくんはその質問に答えず，みやびが大切にとっておいた古いスマホのことを伝えた。みやびが古いスマホの電源を入れると，初代サケットくんの弱々しい声が聞こえてきた。
「ミヤ〜ビ。ミーヤビ。オーイ……」
「ど，どうしたの？　サケットくん」
「みやび……。今日でお別れだ。ワシもスマホもそろそろ限界のようじゃ。お別れに最後の授業を見せるから，しっかり学んでくれ」
「え！　そんなー。どうしたのよいったい！」

　みやびは言われるままに，わたわたと仮想現実生成マシーンを立ち上げた。自宅で別世界を体験できるマシーンなのである。あっという間に部屋の風景が仮想現実に切り替わり，歴史を感じさせる古い学校のような部屋に彼女はいた。前には黒板があり，海外の教室のようで英語で板書がされていた。
「ここ，どこなの？」
「1999年のオックスフォード大学の一室じゃよ[1]。わしも昔，ここで教授

として働いていたんじゃ[2]。EBMワークショップで開いたワシの最後の授業を見せてやろうかの」（詳細は文献3を参照）

　元気なサケットくんの声が響くと同時に，目の前の空間が渦を巻きながら膨らみはじめ，あっという間に人の形となったかと思うとサケット先生が立っていた。
「サケット先生だ！　ほ，本物みたい！」

　大好きなサケット先生の登場に，みやびは思わず叫んでいた。喜ぶ彼女の声を聞いて，サケット先生は白髪頭をフリフリしながら言った。
「そうじゃ！　わしを本物だと思って，最後の授業をしっかり聞いてくれよ」

　次の瞬間，教室は机の前に座るたくさんの学生であふれかえり，みやびは後ろに立っていた。廊下には立ち見の学生もいて，すし詰め状態だった。
「あ，福岡先生だ！」

　日本のEBMを引っ張ってきた福岡敏雄先生（現　倉敷中央病院副院長）の姿にみやびは気づいた。福岡先生もみやびのほうに顔を向け，ニヤリと笑い，手にした教材を彼女に渡した。みやびはそれを夢中で読み始めた。

● 最後の授業の講義シナリオ（福岡敏雄先生翻訳）

　あなたは，ある病院の薬剤師である。毎年頼まれる学生実習の当番となった。今年は希望者が多いせいか，4人の学生を相手にしなければならない。あなたは病棟業務を彼らに見せ，患者さんの服薬歴や薬剤などに関する知識をチェックしようと思っていた。

　前日のうちに2人の患者さんに，朝9時から学生と面談してもらう許可をとった。朝，あなたが8：40に薬剤部に行くと，学生は誰もいなかった。8：45になって2人やってきた。あなたは前日やりかけの仕事があったので，「5分後に戻るからちょっとここで待ってて」と言い，その場を去った。5分後に戻ると学生は3人になっていた。時間は8：55を過ぎ，イライラしてきたあなたは「もう1人はどこへ行った？　今日は来るのか？」と聞くと，学生の1人が「ちょっと電話してきます」と言って立ち去った。

　5分後，学生が戻ってきて，「もうこっちに向かっているそうです」と言った。時間は9：05だった。さらに重苦しい沈黙が5分続いたところで，

ようやく最後の1人がやってきた。あなたは，患者さんとの約束を取り付けるのがどれほど大変だったか，薬剤師になったときも患者さんと約束の時間を守ることがどれほど大事かを説明した。

結局，病棟に着いたのは9：20過ぎだった。1人の患者さんは病室で椅子に座り，もう1人の患者さんはベッドで眠っていた。あなたは学生をペアに分け，それぞれ1人の患者さんの服薬歴といま飲んでいる薬剤をチェックさせ，服薬指導をやらせるところまで考えていた。そして，その内容をチェックし，後からアドバイスするつもりだった。

ところが9：30頃，薬剤部長から呼び出しを受けた。前夜に高価な血栓溶解薬が使用されながら，伝票が出ていないという。いままでどう管理していたのか問い質された。注射伝票の扱いを任されていたあなたは，学生に「ちゃんとやっておくように」と声をかけて病棟を後にした。

伝票の問題を片付けると10：20だった。大急ぎで学生のところに戻ると，1つのペアは患者さんと占いか何かの話で盛り上がっていた。もう一方のペアは黙っていて，患者さんはベッドに潜り込んで向こうを向いていた。雰囲気を察したあなたは，患者さんにお礼を言ってその場を離れた。

薬剤部の部屋に戻って学生に確認すると，占いで盛り上がっていたペアは服薬歴も患者さんの情報もほとんど取れていなかった。一方のペアは，おおよその情報は取れているようだったが，2人とも思うように話が進められなかったことを気にしていた。

これではまずいと思ったあなたは，学生に対し，病棟業務のなかで服薬指導がどれほど重要で，そのなかで服薬歴をどう扱うかについて小講義を始めた。20分ほどすると，1人が断続的に眠り始めた。さらに15分くらいして振り返ると，1人いなくなって3人になっていた。下に向いてノートを取っている1人と，断続的に眠っている1人と，ノートも取らず天井と窓ばかり見ている1人が残された。

時計を見ると11：30に近かった。あなたは気を取り直し，今日の学生実習の感想を求めた。しかし，学生たちは何もしゃべらなかった。打ちひ

しがれてきたあなたは，ノートを取り続けていた1人に「今日はどうだった？」と聞いた。その学生は「服薬歴を聞くのは難しいと思いました」と答えた。

　あなたは，学生たちにもう食事に行ってよいと伝え，午後は13時に調剤室に行くよう伝えた。あなたは，午後は自分が担当ではないことに感謝しながら，誰もいない休憩室のソファで5分ほど横になった。それから友人を誘い昼食に行ったが，食欲はほとんどなかった。

問1：この薬剤師の実習手順・手法・態度で良い点を挙げなさい。
問2：この薬剤師の実習手順・手法・態度で良くなかった点を挙げなさい。さらに，どのようにすべきだったか述べなさい。
問3：この薬剤師は学生からどのように見えたか考えなさい。

　みやびが資料を読み終えて目を上げ，教室を見渡した。「重たくて面白くないシナリオだけど　大丈夫なのかな……」

　そんな気持ちを知ってか知らずか，サケット先生は静かにシナリオを読み，問題文を学生たちに問いかけた。そして，おもむろに学生を2人1組に分けてディスカッションをさせはじめた。「本当に"雪だるま"をするんだ！」とみやびは嬉しくなった[a)]。ディスカッションがひとしきり済んだところで各ペアの意見を発表させ，サケット先生がコメントをした。

　コメントが上手いなと感心しながらみやびが見ていると，一人，また一人と参加者が物思いにふけっている様子であることに気づいた。福岡先生まで，心ここにあらずといった表情である。

　参加者は何かを感じ取って考え始めている！　この授業は根本的に普通とは違うんだ！　と悟った彼女は，食い入るようにサケット先生と学生を見つめ続けたが，先生の語り口は変わらず穏やかで，何の違いもわからぬまま最終講義は静かに終わりを迎えた。実に40分ほどの，短いセッショ

a) 個人個人で考え，そして隣同士で話し合い，さらにグループとして意見をまとめることを「議論の雪だるま」と呼ぶ[4)]。p.53参照。

ンだった。サケット先生自身のまとめ，みんなに向けたメッセージなどは
なく，学生たちの大きな拍手ではじめてみやびは終わりに気づいたくらい
だった。

「どうだ？　勉強になったか？」

　静かで，笑みを含んだサケット先生の声とともに，サケット先生も生徒
たちもフェードアウトして風景から消えていった。みやびは一人再び，
空っぽの教室に立ちつくしていた。

　だいたい，シナリオ選びからして意図がわからない。疾患に関するシナ
リオでも，共感できるシナリオでもなかった。にもかかわらず，参加者は
何かをすごく考えていた。どうしたらあんなにも参加者自身が考え始める
んだろう？　サケット先生や福岡先生に答えを聞きたかったが，周りには
誰もいなかった。

　ふと顔を上げると，目の前にサケット先生が立っていた。

「サケットくん!?　先生……」

　仮想現実のサケット先生は，笑顔でゆったりとうなずいた。

「サ，サケット先生……このシナリオのどこが大切なんですか？　なんで
最後の授業にこんなのを使うの？」

　仮想の存在とはわかりながら，矢継ぎ早に質問を繰り出していた。すっ
かり教え子になった気持ちだった。

「これってつまらない実習のシナリオで，面白くないし……。もっと盛り
上がるシナリオは使わないんですか？　先生の最後の授業なんだから，
もっとメッセージとかほしいです！　こう生きていけ！　とか言ってくれ
たらいいのに。なんでもっとわかりやすく終わってくれないんですか？」

「ふむ。みやびはどう思うんだね？」

　サケット先生はにこやかに問いかけたまま，黙っている。頭の上に小さ
く，27，26，25……とカウントダウンの数値が出た。

（あ，27秒ルール[b]。やっぱり中身はサケットくんなんだ）

　スコアがゼロになったが，みやびは言うべきことが思いつかなかった。

---

b）実際には7秒，17秒，27秒といろいろあるが，とにもかくにも学習者を待つというルール。
　　p.52参照。

　にっこり笑って，サケット先生が静かに口を開いた。
「セッションの最後にまとめちゃダメなんだよ。セッションの成果は学習
者に任せるんじゃ。まとめるのは学習者自身。ファシリテーターがまとめ
ちゃダメで，君自身がどうまとめるかが大事なんじゃよ。あ，またしゃべ
りすぎたかな？」
　また小さく笑って，さらに続ける。
「だいたい，最初にanswerable questionを作れって教えたじゃろ（第2回）。
そんな質問じゃ，相手からいい答えは引き出せないぞ」
「でも……でも。何にも結論がないのに授業が終わっちゃうんだもの」
　みやびはひどく悲しくなった。サケット先生は，そんなみやびをほほえ
んで見つめている。
「授業は終わったけど，お前はずっと学び続けるんだぞ。学びをやめるっ
て決めるのは，自分だけじゃ。お前は本当の学びを始めたんだから，これ
からも心のままに学ぶんじゃ。良いときも，悪いときも，つらいときも，楽
しいときもな。この授業の意味も，わかる日がきっと来る。私が教えるこ
となんて，ちっぽけなんだ。お前が自分で学ぶことのほうがすごいんだぞ」
　語りかけるサケット先生の目は深く光り，みやびを見つめる眼差しは温
かさにあふれていた。みやびは，1ミリも動けずに立っていた。サケット
先生は優しい笑顔のままうなずいた。
「そろそろ行くよ。みやびとの旅は楽しかった！　毎日毎日，はしゃいで
しまったよ！」
「ちょ，ちょっと！　サケットくん，もっと教えてほしいの。血圧のコン
トロールがわからなかったお医者さんとか，リウマチの薬が効いてるのに
飲まないおばさんとか，新しい研究デザインとか。肺がんで死んじゃいそ
うな患者さんもいるし。わからないの！　わかったような気になっても，
やっぱりわかってないの。ごめんなさい！　でもわからない！　もっと教
えてください！」みやびは叫んだ。初めて手にしたRCT，サケットくん
のプログラム，知り合った患者さんたち，EBM勉強会やワークショッ
プ……。いろんな思い出がよみがえって巡る。
　さまざまなことを学んできたつもりなのに，いまだにわからないことば
かり。EBMで人の役に立とうと思って始めた仕事も，軌道に乗らない。

私はどうしたいんだ？　どうなりたいんだ？

想いと涙があふれて止まらない。

サケット先生はそんなみやびに笑顔で手を振り，みやびに背を向けて教室からゆっくり歩いて出ていった。

「学ぶんじゃ，学び続けるんじゃ」

声だけが教室に満ちる。みやびは後を追おうとしたが，仮想空間では思うに任せず，去っていくサケット先生を見送るしかなかった。

「ああもう！」

夢中になって足を動かした瞬間，みやびはおでこをしたたかにぶつけ，床に転がっていた。現実世界の壁に頭をぶつけたのだった。

「いてててて……」

おでこをさすりながら体を起こして周りを見渡した。自分の部屋に戻っていた。古いスマホを拾い上げたが，電源はすでに切れていた。スイッチを押しても反応はなく，それから二度と動くことはなかった。急に独りでいる寂しさが湧いてきて，みやびはわけもなく窓から外を見やった。街灯に照らされている深夜の路地があるだけだった。

「学びをやめるって決めるのは，自分だけなんじゃ。やめちゃいけない。学び続けるんだよ」

夜の街をそよぐ薫風に紛れて，空にサケット先生の声が響くような気がした。

【文　献】

1) McMaster University：Health Sciences Library；Guides & Tutorials. Resources for Evidence-Based Practice：About EBP（https://hslmcmaster.libguides.com/c.php?g=306765&p=2044668）
2) Thoma A, et al：A brief history of evidence-based medicine（EBM）and the contributions of Dr David Sackett. Aesthet Surg J. 35：NP261-NP263, 2015（PMID 26163313）
3) 福岡敏雄：Sackettから学んだ「教える」ということ. 医学界新聞. 医学書院. 2015年7月20日（https://www.igaku-shoin.co.jp/paper/archive/y2015/PA03134_03）
4) 名郷直樹：EBMスタイルクリニカルカンファレンス；慢性咳の患者を例に（http://www.ebm21.jp/pp/micronago.pdf）

あとがき

/////////////////////

　EBMの父，David Sackett先生は2015年5月に胆管がんのため逝去されました。謹んでご冥福をお祈り申し上げます[1]。残念ながらお会いしたことはないのですが，御著作の「Clinical Epidemiology」[2]をはじめ，数々の論文で勉強させていただきました。

　先生は何回も私の夢に出ているのですが，スキー場で滑ってきて目の前でザザッと止まり，「間違えてるで」と言って去っていった夢が一番強烈でした。深夜に飛び起きて，EBMのレクチャーのために作っていたパワーポイントのスライドを見返したものです。

　本書で何回も登場していただいた倉敷中央病院副院長の福岡敏雄先生には，最後も頼らせていただきました。第18回で使用したシナリオは，Sackett先生の最後の授業で使われた内容を福岡先生が翻訳され，名古屋市立大学医学部で開催されたEBMワークショップで配布されたものです。

　それ以来，このシナリオはどこでも見かけなかったので，このまま消えてしまうのを懸念していましたが，福岡先生に使用のご許可をいただき，ここに紹介することができて安堵しています。最終回を書いていて，福岡先生が「Sackett先生はこう言っていたんだよ」と，最後のセッションのお話をしてくださった記憶がキラキラといまも蘇ってきます。思えばEBMをわかってもいないのに主催していた私の勉強会に福岡先生がわざわざ教えに来てくださったのが，私の医師人生の再スタートでした。それ以来，ポンコツには恩返しのしようもないほど，先生にはお世話になってきました。この場をお借りして，Sackett先生と福岡先生に心からの感謝とお礼をお伝えします。

　本書では多数の友人に実名で登場していただきました。また，名前を変えて登場してもらった先生方も多数おられます。皆様がいなかったら，いま頃自分がどうなっていたのか想像もつきません。謹んでお礼申し上げます。

　海老田みやびのEBMをめぐる冒険を描こうと勢い込んで書き始めましたが，筆力のなさに絶望の日々でした。編集部の吉岡陽一様，ならびに

「月刊薬事」編集部皆様のお力添えがなければ，とても全18回を書き切れませんでした。

　助けていただいてばかりのEBM人生でしたが，相変わらず誰かに支えていただいています。お世話になった皆さま，本当にありがとうございます。ここまで読んでくださった読者の皆さまも，ありがとうございます。皆さまの幸福を心から祈りつつ，みやびとEBMの物語を終えたいと存じます。

　明日からもまた，学び続けましょう！

【文　献】
1) Smith R：Obituaries；David Sackett. BMJ, 350：h2639, 2015
2) Haynes RB, Sackett DL, et al：Clinical Epidemiology. Lippincott Williams & Wilkins, 2005

索 引

Profile

髙垣　伸匡
Nobumasa Takagaki
のぶまさクリニック院長

■ 主な経歴
1997年　京都府立医科大学 卒業
1997年　大阪鉄道病院消化器科研修医
2000年　京都府立医科大学 分子標的予防医学教室　大学院 博士号取得
2005年　第二岡本総合病院（現 岡本記念病院）消化器内科 医長
2007年　日本バプテスト病院消化器内科，総合内科 医長
2012年　千春会病院内科
2020年　のぶまさクリニック 開院

■ 主な資格
日本内科学会総合内科専門医 認定内科医
日本消化器内視鏡学会専門医
日本消化器病学会専門医
日本プライマリ・ケア連合学会専門医・指導医

■ 主な業績
• 2002年からCASPワークショップ（EBMワークショップ），EBM勉強会
を多数開催
• 2019年　日本薬学教育学会教育実践奨励賞受賞「薬学生，薬剤師に対
する先導的evidence-based medicine（EBM）教育の実践」

読者アンケートのご案内

本書に関するご意見・ご感想をお聞かせください。

下記QRコードもしくは下記URLから
アンケートページにアクセスしてご回答ください
https://form.jiho.jp/questionnaire/book.html

※本アンケートの回答はパソコン・スマートフォン等からとなります。
稀に機種によってはご利用いただけない場合がございます。
※インターネット接続料、および通信料はお客様のご負担となります。

エビデンスガール

EBM愛が患者を救う！

定価　本体3,300円（税別）

2024年5月31日　発　行

著　者　　髙垣　伸匡
　　　　　（たかがき　のぶまさ）

発行人　　武田　信

発行所　　株式会社　じ ほ う

101-8421　東京都千代田区神田猿楽町1-5-15（猿楽町SSビル）
振替　00190-0-900481
＜大阪支局＞
541-0044　大阪市中央区伏見町2-1-1（三井住友銀行高麗橋ビル）
お問い合わせ　https://www.jiho.co.jp/contact/

©2024　　　　　　　　　　　　　　　　　組版・印刷　永和印刷(株)
Printed in Japan